Jean Watson, PhD, RN, AHN-BC, FAAN
Human Caring Science : A Theory of Nursing, 2nd edition

ワトソン看護論
ヒューマンケアリングの科学

第2版

著◎ジーン・ワトソン
訳◎稲岡文昭　日本赤十字広島看護大学名誉学長・名誉教授
　　稲岡光子　前・国立看護大学校国際看護学教授
　　戸村道子　日本赤十字広島看護大学精神看護学教授

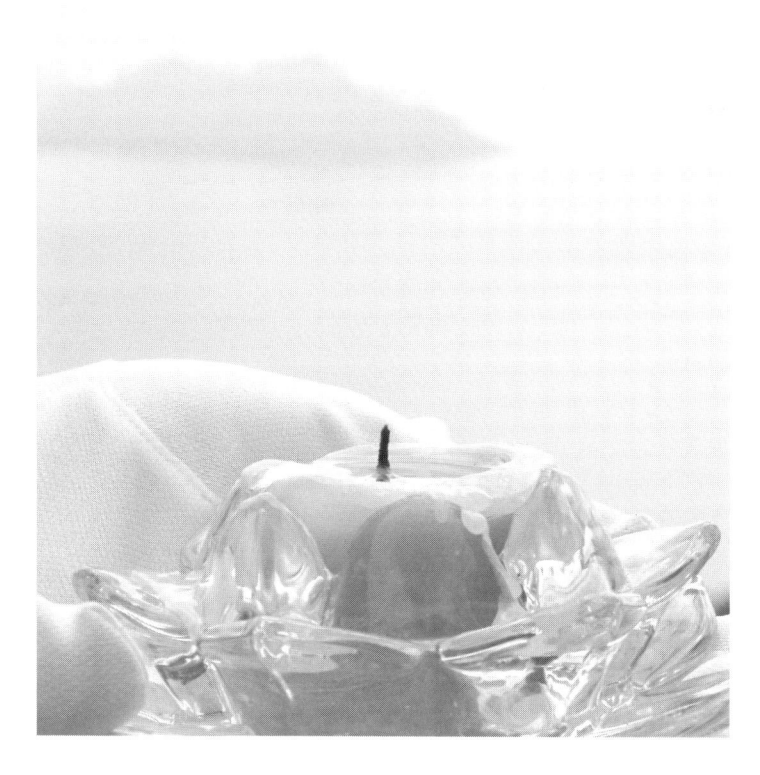

医学書院

著者
Jean Watson, PhD, RN, AHN-BC, FAAN
Distinguished Professor of Nursing
Murchinson-Scoville Endowed Chair in Caring Science
University of Colorado, Denver
College of Nursing, Denver, Colorado
Founder: Watson Caring Science Institute, Boulder, Colorado

ORIGINAL ENGLISH LANGUAGE EDITION PUBLISHED BY
　Jones & Bartlett Learning, LCC
　5 Wall Street
　Burlington, MA 01803, USA

Authorized translation of the original English language edition
"HUMAN CARING SCIENCE: A THEORY OF NURSING, second edition"
by JEAN WATSON, © 2012
JONES & BARTLETT LEARNING, LCC, ALL RIGHTS RESERVED

© Second Japanese edition 2014 by Igaku-Shoin Ltd., Tokyo
Printed and bound in Japan

ワトソン看護論―ヒューマンケアリングの科学

発　　行　1992年9月1日　第1版第1刷
　　　　　2011年5月1日　第1版第15刷
　　　　　2014年9月1日　第2版第1刷
　　　　　2024年2月1日　第2版第6刷

著　者　ジーン・ワトソン
訳　者　稲岡文昭・稲岡光子・戸村道子
　　　　いなおかふみあき　いなおかみつこ　とむらみちこ
発行者　株式会社　医学書院
　　　　代表取締役　金原　俊
　　　　〒113-8719　東京都文京区本郷1-28-23
　　　　電話　03-3817-5600(社内案内)

印刷・製本　アイワード

本書の複製権・翻訳権・上映権・譲渡権・貸与権・公衆送信権(送信可能化権
を含む)は株式会社医学書院が保有します.

ISBN978-4-260-01892-0

本書を無断で複製する行為(複写,スキャン,デジタルデータ化など)は,「私
的使用のための複製」など著作権法上の限られた例外を除き禁じられています.
大学,病院,診療所,企業などにおいて,業務上使用する目的(診療,研究活
動を含む)で上記の行為を行うことは,その使用範囲が内部的であっても,私的
使用には該当せず,違法です.また私的使用に該当する場合であっても,代行
業者等の第三者に依頼して上記の行為を行うことは違法となります.

JCOPY 〈出版者著作権管理機構　委託出版物〉
本書の無断複製は著作権法上での例外を除き禁じられています.
複製される場合は,そのつど事前に,出版者著作権管理機構
(電話 03-5244-5088, FAX 03-5244-5089, info@jcopy.or.jp)の
許諾を得てください.

ジーン・ワトソン博士より日本の読者に

　今回，医学書院から出版された"Human Caring Science: A Theory of Nursing"（『ワトソン看護論─ヒューマンケアリングの科学』）は，1985年刊行"Nursing: Human Science and Human Care; A Theory of Nursing"（『ワトソン看護論─人間科学とヒューマンケア』，医学書院，1992：日本語版は1988年にreprintされたものを翻訳している）の改訂版です。長年の教育・研究の積み重ね，ケアリング実践者との対話をとおした最も新しい私の知見を包括しています。いわば，私の看護理論の集大成ともいうべき書です。翻訳された稲岡博士夫妻とは20年余にわたる学問的交流をとおし，かれらの変わらぬヒューマンケアリング理論への学問的関心と探究心，日本の看護界への貢献についてよく存じています。私にとって大変光栄であり，名誉なことと深く感謝しています。戸村教授とは，2000年7月，日本赤十字広島看護大学開学式に特別講演者として招聘されて以来の付き合いであり，大学のカリキュラムに組み込まれている「国際看護学および米国演習プログラム」の担当者としてコロラド大学看護学部との交流，International Association for Human Caring Conference, International Caritas Consortiumなどの国際的な場におけるシンポジストや研究成果発表などアカデミックな交流をとおし，戸村教授は年々私の看護理論について理解を深め，洞察力をつけ，習熟されてきたことを実感しています。

　"Human Caring Science: A Theory of Nursing"は，伝統的な科学や学問を脱却した看護学独自の学問体系の構築を目指したものです。私が考える独自の看護学は，「人間の科学」と「ヒューマンケアリング」という二つを核概念に立脚した学問です。つまり，ヒューマンケアリングの

科学と理論においては，看護はヒューマンケアリングが神髄であり，人間科学であり，実践の科学であるということです。そして，人間の尊厳と生命の尊厳に哲学的価値をおき，道徳的・倫理的責務をもち，ヒューマンケアリングを実践することにあります。さらに，ヒューマンケアリングの科学は，時流や意識を超え，西洋と東洋の世界も含めた宇宙的な展望をもち，グローバルな統合と共有を目指すものです。看護の役割は，このような考えを中心に展開されるなかに中心的位置を占め，世界中の人々のhumanity（尊厳）の遵守に道徳的・倫理的責務という意識を拡大し，実践しなければならないということです。

21世紀を10数年経過した今この時点において，上記したグローバルな思考は，ヒューマンケアリング科学のパラダイムである倫理，哲学，研究，実践など諸概念の理解を深め，地球という母なる大地に生きる人々の尊厳，生命の尊厳，安寧，平和に貢献するものです。

本書はまた，human, humanityの複雑さや深遠さ，パラドックス，未知でかつ神秘的な生命そのものや変化，成長や死などについて，あらたなレンズを用い，あらたな視点からも理解を容易にするものです。加えて言えば，私たちのhumanityや生命そのものについて，実証的経験からの見地のみでなく，審美的，神秘的，超自然的なアートそのものに畏敬の念をもつことでしょう。

重ねて言えば，ヒューマンケアリング科学は，科学のパラダイムと同様に看護理論の文脈において上記の概念に焦点をあてています。看護は，ヒューマンケアリング，人生の移り変わり，人間関係，健康や癒し，死など複雑な概念とプロセスに関与するものであり，単なる臨床的・実証的・生物的・身体的現象ではありません。看護の主要かつ独自の現象はヒューマンケアリングの科学と称するもので，倫理的・哲学的・霊的・形而上学的現象を包括するものなのです。

すでにナイチンゲールは，病院や家庭，地域において，看護は人間の尊厳と生命の尊厳を基盤とし，ヒューマンケアリングを維持・実践するため対象を全体で捉え，道徳的・倫理的・哲学的志向性をもってかかわる必要性を示唆しています。しかしながら，このような見方や考え方は，伝統的な医学や従来の自然科学から理解されてきたとはいえないのです。教育論的・存在論的・認識論的・哲学的・道徳的観点を包括した理論的モデルは，21世紀における新しい，少なくとも実証主義や還元主義を重んじる学問と相違する独自の科学であることを示したといえます。

　今般，ヒューマンケアリングを中心概念とする看護理論である"Human Caring Science: A Theory of Nursing"は訳者らの並々ならぬ努力と医学書院の好意により出版されることになりました。日本の看護師の皆様にお読みいただけることを嬉しく思います。ヒューマンケアリング科学にもとづく看護学独自の理論と看護師独自の機能・役割を認識され，そして世界中の人々の健康と安寧，平和の実現に向け，一人ひとりの看護師がヒューマンケアリングの灯を照らし続ていかれることを願っています。

2014年春

永遠の平和を願って
ジーン・ワトソン

訳者代表のことば

　本書は，2012年に出版された"Human Caring Science: A Theory of Nursing"の翻訳書であり，1985年に刊行され，1988年にreprintされた"Nursing: Human Science and Human Care; A Theory of Nursing"（Watson, J.／稲岡文昭，稲岡光子訳：ワトソン看護論―人間科学とヒューマンケア．医学書院，1992）の改訂版です。ワトソン博士は，1970年代後半から今日にいたるまで，"ヒューマンケア"や"ヒューマンケアリング"に関する数多くの著書を執筆し，また，数えきれないほどの学術論文を発表しています。今回，出版された"Human Caring Science: A Theory of Nursing"は，40年余，教育者・研究者・管理者として多大な貢献をしてこられたコロラド大学を退任される前年に書き上げられたことなどからして，単なる改訂版というより，ワトソン看護理論の集大成というべき書です。

　ワトソン博士は，わが国においても「日本看護科学学会学術集会」をはじめ「国際ケアリング学会」や多くの看護系大学で特別講演を行っています。2012年3月には，Watson Caring Science Institute主催による「第一回アジア・太平洋国際カリタスコンソーシアム」を日本赤十字広島看護大学で開催するなど，1988年以来，幾度となく来日されています。また，ワトソン看護理論のほかに，"Toward a Caring Curriculum: A New Pedagogy of Nursing"（Bevis, E.O. & Watson, J.／安酸史子監訳：ケアリングカリキュラム―看護教育の新しいパラダイム，医学書院，1999），"Postmodern Nursing and Beyond"（Watson, J.／川野雅資，長谷川浩訳：ワトソン21世紀の看護論―ポストモダン看護とポストモダンを超えて．日本看護協会出版会，2005），などの著書が邦

訳・出版され，日本の看護師にとって著名な看護理論家の一人として知られているのではないかと思います。

しかしながら，彼女の理論は実証主義や還元主義によって推進されてきた従来の医学モデルや自然科学から脱却していること，哲学，精神力動学，心理学，実存学・現象学など多くの学問に基づいていること，各学問領域独自の専門用語を用いていること，記述内容が極めて流動的であり抽象的であること，さらに，ヒューマンケアリングの現象や様相の描写や記述内容は，深遠かつ微細にわたり，論理的表現から多様な比喩的表現，多くの哲学者，形而上学者や実存的・現象学者の難解な用語が引用されていることなどのため，これらの学問に馴染んでいない看護師にとっては，ワトソン看護理論の本質を読み解くのは容易なことではないと思います。翻訳代表者は，International Association for Human Caring Conference, International Caritas Consortium などの学会を通じて，ワトソン博士をはじめとして諸外国のケアリング理論家との対話，多大な文献との対峙，大学・大学院での学生との議論などにより，いささかケアリング理論には精通していると自負していました。

しかし翻訳にとりかかって，ワトソン博士の真に意味・意図するヒューマンケアリング理論の本質を的確に，適切に，かつ簡明に邦訳するのは能力をはるかに超える極めて困難な作業であることを深く認識しました。そこで，今回の翻訳にあたり，次の手順を踏みました。まず，初版の翻訳者に加え，翻訳内容の妥当性を高めるため，この10数年来，ワトソン博士との個人的・学問的交流，ヒューマンケアリング理論に関するアクションリサーチやカリキュラム構築の開発をとおし，特に最近のワトソン看護理論に洞察を深めてきている戸村道子教授(日本赤十字広島看護大学)に参加をお願いしました。次に，実存的・現象学に熟知した下訳者の原稿をもとに，訳者全員が初版の原文，翻訳書，改訂版の原文を一行一行読み解き，語句の解釈，文脈から意味の読みこなし，日本語の表現法など，幾度となく比較・検討を重ね脱稿しました。

以上の過程を経たにもかかわらず，ワトソンの看護理論はまだまだ難解な理論であるという認識は拭いきれません。本書を初めて手にする読者が，少しでも容易に読解するため，次のような視点(前提，哲学，主要概念)をもって，読み始められるようお勧めいたします。

 第一には，ワトソンは，どの学問領域を問わず，学問であるかぎり独自の学問体系をもち，来るべき時代においても学問としての存在意義を有し，独自の役割・機能を果たし社会に貢献すること，という前提に立っているということです。

 第二には，ワトソンの看護理論は，看護はなにより人間の尊厳，生命(いのち)の尊厳を重視するという哲学(理念，信念)にもとづいている，ということです。ケアリングの対象をこの世に一人しかいない独自の人間として，また，人の命をかけがえのない存在として畏敬の念をもってかかわるという揺るぎない哲学をもつということです。

 第三には，ワトソンが考える看護学独自の理論は，実証主義や還元主義重視による医学モデルや自然科学から脱却したヒューマンケアリングの科学，つまり看護はヒューマンケアリングが神髄であり本質であるととらえ，人間科学であり，実践の科学であるということです。

 第四には，ヒューマンケアリングの科学は，「生・老・病・死」にかかわる人間の耐え難い苦痛・苦悩を実存的・現象学的視点から理解し，癒すことにかかわるということです。

 第五には，人間を部分部分としてとらえるのでなく，また，部分の寄せ集めではなく，それらの総和以上のものであるとするゲシュタルト心理学の見方，いわゆるケアリングの対象をホリステイックにとらえ理解し，ホリステイックにかかわるということです。そこにワトソンは看護独自の役割・機能が存在すると強調しています。

 第六には，ある時点や定点のみのかかわりでなく，ケアリングの対象とのトランスパーソナルな関係の形成ということを主要概念の一つとしているということです。トランスパーソナルな関係の形成過程に関与することにより，はじめて対象の生々しい真の苦痛や苦悩，不安や恐れ，

怒りや憤りにふれ，トランスパーソナルな関係をとおして癒し，乗り越えられるよう対象とともに存在することに意味・意義を有しているとワトソンは示唆しています。

　最後には，ヒューマンケアリングの実践には，道徳的・倫理的責務が伴うということです。そこには，倫理的敏感性や倫理的葛藤の自覚と対処が問われることになります。学問的前提，哲学，主要概念を総和以上のものとしてとらえ，理解されるよう助言します。なお，本書で使用されている用語について，Health は健康，Illness は不健康と訳すことで統一していますが，ワトソン博士の用いる意味や詳細については，第6章をご覧いただきたい。Healing については，各々の文脈において治癒，癒し，ヒーリングとして同一の意味で使用していることをお断りしておきます。

　今世紀に入って10数年経過した今も，即効性，効率性，合理性がなにより優先され，こころの豊かさよりも物資的豊かさに価値が置かれているように思われます。世界の政治や経済情勢，環境やエネルギー対策，驚異的な先端医療・機器の進化，保健医療福祉政策の貧困さなどの現状・現実を今一度見つめ，学問として独自の看護学，専門職としての独自の看護の機能・役割と社会貢献など，ワトソン看護理論から熟考されることをお勧めします。翻訳代表者自身は，1980年代前半に構築されたワトソンの人間科学としてのヒューマンケアリング理論の重要性を改めて認識するとともに，彼女の時代をよむ先見力，達見力，慧眼力には畏敬の念をもつものです。

　最後に，ワトソン博士は，どの講演においても儀式のようにシンギングボールを響かせ，キャンドルに火を灯し，瞑想することから始められます。ナイチンゲールが，夜間ランプを照らし患者の様子を観察したように，ワトソン博士は一人ひとりの看護師がヒューマンケアリングの心という灯火を照らし続ければ，つまり一燈一隅を照らし続ければ，世界中の人々の健康と安寧，そして平和の実現に貢献できるのではないかと

訳者代表のことば

強く念じているのです．ワトソン博士にとれば，極めて重要な儀式以上の意味をもっているのです．

　このことを知っていた訳者らは，2012年3月「第一回アジア・太平洋国際カリタスコンソーシアム」，「国際ケアリング学会」で来日された際に，世界遺産に登録されている広島県宮島の弥山にある，空海が開基し「消えずの霊火」として1200年以上も守り継がれている霊火を，特別に許可を得て採火し大学に持ちかえり，ワトソン博士にお渡ししました．彼女は大変感激し，早速学会の特別講演でお使いなりました．さらに学会終了翌日には，訳者らとともに宮島弥山（535 m）山頂にある「不消霊火堂」に一緒にお参りし，責任者の僧侶に感謝の意を述べられるとともに，ヒューマンケアリングの灯の意味についても語られました．そして今後「霊火堂」の東洋の霊火は，これまでワトソン博士とともにあった西洋からの灯火と一体となり，「平和とヒューマンケアリング」の灯火として，ヒューマンケアリングを実践する世界中の看護者とともに世界五大陸の隅々まで燈し続けられます，とお伝えになられました．ちなみに，この「不消霊火堂」にある霊火は，広島市の平和記念公園で燃え続ける「平和の灯」の種火にもなっています．翻訳代表者は，読者の皆様にもヒューマンケアリングの灯火の真の意味をも理解しページをめくってくだされば幸いと思います．

　おわりに，一行一行から伝わってくる下訳者の厳しい学問的姿勢と探究心が訳者らのたび重なる挫折感から蘇らせてくれました．また，直接に編集の担当をしていただいた長岡孝氏の時間とエネルギーを決して惜しまない熱意と忍耐強さが，四苦八苦しながらも邦訳にこぎつける原動力となりました．最後に，今回の邦訳・改訂版が最終的に完成するまで，的確かつ緻密で丁寧な編集作業を一貫して行い，一方ならぬ労をとっていただいた医学書院看護出版部3課の北原拓也氏に深謝申し上げます．

訳者を代表して　**稲岡文昭**

（2020年5月の第4刷にて翻訳者の肩書を更新しました）

序

　看護を専門分野としてどのようにとらえたらよいのか，どのような哲学をもてばよいのかといった問題について，まだ答えが見つかっていません。そして21世紀，またそれ以降どう発展し，成熟していけばよいのか。こうした問いに対する答えを探すために，私はこの改訂版を書きました。本書では，看護におけるヒューマンケアリングのプロセスを解明し，科学／システム／社会のなかで人間性を保ち，患者がもっている個人／内的な生の世界という概念を維持し，看護教育や臨床的な実践に，愛やヒーリングといった考えを再び導き入れる道を探りました。この改訂版によって，読者の方々もこの試みに加わっていただけるようになれば，私としてはこの上ない喜びです。

　ここで，時を超えて生きているある言葉をご紹介しましょう。それは，私が初めてインドに行った時に目にしたものです。ボンベイのある医師の子ども部屋の壁に，額に入れて掛けられていました。"人生とは解決されるべき問題ではなく，生きられる神秘である"。私は当時，看護についてどう考えたらよいか悩んでいましたが，この言葉が私の悩みを表しているように思えました。看護の実践というのは，それ自体が"生きられる神秘"なので，看護が焦点を当てていることや，人が生きること・死ぬことという経験のなかには，必ずしも解決できないものもあるのです。とはいえ，どのようにしたら，私(たち)は，"生きられる神秘"の輪郭をくっきりと描き出して，そのもっている価値を見出したり，評価したり，目に"見"えるようにしたり，発展させたり，看護の教育・実践・研究へと統合することができるのでしょうか。

　看護と人間一般について，私が日ごろ考えていることを明瞭な形で表現するにはある一定の距離を置く必要があることがわかりました。私は，

序

　米国の自宅から6千キロ以上離れた西オーストラリアのパースで，静かで穏やかなスワン川を見下ろしながら，インド洋のさわやかな潮風を肌に感じながら，初版を執筆しました。そして改訂版を書く旅程にある今は，メキシコの私の聖地マル・デ・コルテスで，忙しい生活のなかでひと休みして，内省し，執筆する時間を取っています。そして30年以上にわたって住まいを構えている米国のコロラド州ボルダーでも，世界を移動している時でも，本書を書く時間を見つけています。

　ここメキシコでは，海と自然の響きのなかにじっと身を浸して，静謐の時を過ごしています。そして，個人としての，専門職としての経験や，今，この世界で看護や人類がどうあらねばならないかという切実な探求，自分の内部から湧きあがる衝動によって，創造的に筆を進めています。ヒューマンケアリングというものは，自己から始まり，他者・環境・地域・国・世界・宇宙・そして無限の神秘に向けて広がりゆき，さらにそれを超えていくのです。

　「看護におけるヒューマンケアリングのプロセス」は，普遍的に人間の努力や人間に課せられた任務と結びついていると，私は考えています。そしてまた，涙を流して悲しんだり，傷ついたりといった，ある個人あるいはある民族，ある文化，ある文明に降りかかってきた出来事ともつながっています。看護を業とする者は，現在，人間と文化の移行期にいます。つまり人間を中心とする価値や実践が疑問視され，貶められることになってしまうような，物質主義・科学主義・テクノロジーによる人間や環境のコントロール・支配という世界からの移行です。このような状況のなかでは，優れかつ人間的な看護を進めるにあたっては，苦労が絶えないと思います。人間の意識のこの移行と発展，そしてヒューマンケアリングの危機は，ヒューマンケアリングからエコケアリング，つまり，すでにご存知の人間性と地球の存続に関わる全地球的な苦難と相まって複雑な様相を呈しています。

　最初に出版した"Nursing: The Philosophy and Science of Caring"(1979, Boston: Little, Brown, University Press of Coloradoによる再

版)と改訂版(2008, Boulder: University Press of Colorado)では,自分の考えを「理論である」と言うつもりはありませんでした。初期の著作では,看護についての概念上の問題や経験上の問題を解こうとしていました。つまり,看護を成り立たせている要素とは何か,看護を構成するさまざまな要素が,どのように教育・実践・研究に関連しており,そういったものを規定するのかといった問題です。というわけで最初の"Nursing: The Philosophy and Science of Caring"(1979)は,看護についての専門書に他なりませんでした。

私は自分の考えを系統立てるにあたって,まず信念と概念を一つのまとまりとして構造化するとともに,健康と不健康に関わる人間の行動の根底にある知識や原則を体系づけることから始めました。このプロセスのなかから,看護における10の"ケア(carative)"因子が生まれたのです。私の著作は,科学理論そのものではありませんでしたが,実際には看護を理論化していたのであり,結局,独自の"理論"を構築する初期の段階を歩んでいたのです。

2008年の改訂版は,長年,私が看護の分野で築いてきたことと,ケアリング科学で研究してきたことの延長にあります。方向性としては,"現象学的・実存(主義)的・霊的"な領域の範囲内におさまっていますが,Hegel, Marcel, Whitehead, Kierkegaard,さらに東洋と西洋の心理学や哲学から影響を受け,考えを発展させて書いたものです。

この10年間,私はさらに,広大な世界観,大いなる宇宙論の影響すら受けるようになってきました。世界中のさまざまな人々がもっている固有の文化が,今や一つのところへ次第にまとまりつつあり,フランスの哲学者Emmanuel Levinasが"帰属の倫理"と名づけたところのもの,つまり,私たちは個々ばらばらの存在である前に,実はすべて宇宙的な愛に包まれた,宇宙の無限野に属していることに気づくようになったのです(Levinas, 1969)。Levinasは,この壮大な宇宙倫理を,科学の第一原理であり出発点としています。このように,人間科学／ヒューマンケアリングは,倫理的な出発点として,この壮大な宇宙論を基盤にし

xiii

序

ているといえます。

　私がもともともっていた考えを磨きあげるにあたっては，実存主義の立場をとっている Sally Gadow の著作からも影響と刺激を受け，これでよいのだという確信を得ることもできました。私はこれまで世界中を12回以上にわたり，看護に携わっている人々が働いている地域を旅してきました。この素晴らしい旅とその地域での生活から得た経験が，私の仕事の内容を深め発展させてくれました。ニュージーランドやオーストラリア，インドネシア，マレーシア，台湾，タイ，インド，コロンビア，ペルー，ブラジル，日本，フィリピン，中国，メキシコ，エジプトなどを訪れたのですが，ここで，個人的にも職業的にも，文化やスピリットについての深い経験や思考の旅，出会いがありました。もちろんヨーロッパの至る所，米国，カナダなどでの経験や学びも，ここに含まれています。

　本書は，何よりも看護の大学院生に役立つものですが，看護の教育者や学士課程の学生にも十分かなうように書かれています。また，看護でのヒューマンケアリングに携わるなかで，日々，奮闘しておられる看護師の皆さんが求めているものにも応えられることを期待しています。

　最後になりますが，初版の"Nursing: Human Science and Human Care"という書名から"Human Caring Science: A Theory of Nursing"へと変えたことには，看護という専門職は，ケアリングの科学を専門分野の礎石にするものであり，名称もそのようにするというように，思考が発展していったことを表しています。人間 human とケアリング caring を，ひいては愛とヒーリングという概念さえも，科学モデルのなかに据えようとするのならば，これまでとは違った科学モデルが学問の成熟とともに現れていることに気づかなくてはなりません。ヒューマンケアリングと人間性・健康-不健康・ヒーリング・苦悩・生きること・死ぬこと・看護師が日夜経験する人生におけるさまざまな変化といったものがあります。こうしたものについて「知ること／実存すること／成すこと」に関しての，倫理的・哲学的・道徳的価値観，世界

観，視点，といったものは，理論的で学問的なレベルでこそ明確になるのです。

　また初版で使った"ヒューマンケア"という用語が，"ヒューマンケアリング"とか"ケアリング"という言葉に替わり，より深い人間同士の関わり合いや，人と人とのつながりという意味をもっていることを心に留めてください。これは**ヒューマンケア**という用語が含む固定的な考え方を超えているのです。ヒューマンケアというのは，他者を気づかったり，大事にすることを含むケアリングなしに提供することができますし，私の理論や，人と宇宙を一体と見る観点にある，倫理的な関係性を備えている真正なケアリングのプロセスに制限を加えてしまうのです。

　本書によって，看護学を成熟した学問としてとらえ，看護をケアリング-ヒーリング，つまり健康に関わる職業として見る，私の視座と手法が一段とはっきりとした形で伝わることを願っています。また，専門職としての看護の基準を維持するばかりか，引き上げて，看護ケアを受ける人々，提供する人々の福祉の改善につながることを期待しています。最後に，本書で提示した考えが機縁となって，人間の心や気持ちに手を伸ばして触れられるようになり，看護がさらに発展するよう，この専門分野固有の理論的な基礎が看護にもたらされることで，人間の意識が高まり，理論が今後も展開されていくことを，願っています。

Jean Watson

謝辞

　1978 年にコロラド大学看護学博士課程のプログラムが始まって以来，在籍していたすべての学生たち，研究の同僚たち，学生，教職員に謝意を表します。また，ヒューマンケアリングにまつわる哲学や理論という点で，私と触れ合ってくださった方々，実践に携わっている世界中の方々にも感謝します。さらに看護が"新しい"ケアリングの科学であるという信念を持ち続けている世界中の看護師の皆さまにも感謝しています。

　Watson Caring Science Institute（WCSI）とそのプログラム，国際ヒューマンケアリング学会（IAHC），カリタス教育プログラム，WCSI（www.watsoncaringscience.org）に関わっているすべての人にもお礼申し上げます。

　最後に，私の宝物，娘の Jennifer，Julie，5 人の孫 Demitri，Alma，Theo，Gabriel，Joseph たちは，深い愛とスピリットをもって常に私とともにあります。ありがとう。

目次

ジーン・ワトソン博士より日本の読者に……iii
訳者代表のことば……vi
序……xi
謝辞……xvi

第1章　はじめに：理論構築の背景　1

理論とは何か……2
概念……6
看護を見るための新しい見方……14
科学を再定義する……16

第2章　ヒューマンケアリングの科学としての看護学　23

ヒューマンケアリングの科学……28
未来へ向けての新しい方向……35

第3章　看護におけるヒューマンケアリング　47

看護の明確化が求められる理由……48

第4章　ヒューマンケアリングの本質と看護におけるケアリングの価値　55

ケアリングとノンケアリング……59
ワトソンの価値体系……63

第5章　看護と形而上学（メタフィジクス）　67

西洋の科学のなかでの形而上学の役割……68

xvii

第6章　看護の主題としてのヒューマンライフ　　81

基本となる信念……81
ライフ（生）……84
不健康（illness）……86
健康（health）……87
目標……87
学生のための個人的な付記……92

第7章　理論の構成要素と用語の定義　　95

看護の定義……95
科学と看護学の領域……97
スピリチュアルな次元……99
トランスパーソナルケアリングの瞬間……103

第8章　トランスパーソナルケアリングという関係　　111

看護のなかで自己全体を使う……114
トランスパーソナルケアリングのアート……118
トランスパーソナルケアリングのまとめ……123

第9章　ヒューマンケアリングに関するワトソン理論の構造の概観　　129

概要……129

第10章　方法論：再考　　139

存在論的・認識論的な真正さ……140
拡大する認識論的方法……141
超越論的現象学：真実としての詩的表現……146

第11章　超越論的ないし深遠な現象学と詩的な成果
　　　　——その例　153

　　　ドリームタイムとクンディーリーのウォンギの人々と
　　　一緒になって涙を流したこと……161

索引……185

表紙写真：広島県宮島弥山の不消霊火堂で採火したキャンドルと弥山からの眺望。

第1章
はじめに：
理論構築の背景

> 科学で用いられる言葉は詩の言葉と同じように，あいまいさから逃れることはできない。整然と組み立てられているように見えるが，科学の構造は，究極的な意味では，詩の構造と同じ程度の正確さしかない。
>
> J. Bronowski, The Identity of Man

　この章では，看護理論の構築について述べる。しかしここでいう理論は，絶対的で，実証や数量化が可能で，厳密な検証に耐えられ，その結果として事実や真理や公理(axiomatized statement)を導けるような堅固な科学理論を意味するのではない。より広く明快にものごとを"見る"助けになり，看護学や人間科学一般において，概念的な問題や経験的な問題を解決するのに有用な理論を扱う。

　こうした見方は，次のような希望をもって示される。それは，自分以外の人でも，現象を新たに今までとは違った方法で"見て"，とらえ，新しい出発点を考え，試みるための助けとなり，ケアリング-ヒーリング，健康，不健康といった経験のなかで起きる現象に焦点を当てる時に，新しい見方(lens)に役立つのではないかといった希望である。本書では，看護学がどのように人々と結びつき，貢献しているかを考えてみたい。看護学は，この世界において人間性とヒューマンケアリングが維持されるよう支えながら，人間の心身の状態に関する社会のなかでの知識や，社会の福祉に顕著な貢献をしてきている。

第 1 章　はじめに：理論構築の背景

理論とは何か

　私はラテン語の **Theoria** に由来する「理論(theory)」という概念を好んでいる。これは，その語源通り"見ること"を意味している。もう少し詳しくいうと，理論とは，ある現象を明らかにしようとして，象徴的に示された知識・着想・経験を想像的に系列化することであると考えられる。"科学"，科学的な構築，理論構築はすべてアート・人文科学・哲学と関連している。つまり，それらすべてが，想像力・創造性・神秘・個人的な問題解決力・宇宙と自分との関わりにおける"存在"の追究と関連しているのである。アーティストが科学的であるのと同じように，科学者は芸術的である。本書では，拡大していく現実を数字や事実に関する情報だけで説明するという方法はとらない。そのようにすると，人間というのは意味・美意識・全体性・信条・啓示・不思議だと思う感覚・神秘・発見というものを求めているにも関わらず，それらが背景のほうに押しやられてしまうからである。事実，私を常に触発している「理論」の定義は **Theoria**，"見ること"なのである。私たちの目の前にあるものを"見ること"ができなければ，また現象をとらえる方法についての概念的な視点をもたなければ，どうやって物事をそれぞれに応じて扱うことができるだろうか。

　理論に関するもう一つの重要な次元は，しばしば目に見えないものに対しても，言葉や声，目標を与えることである。それはケアリングや愛といったものであり，T. S. Eliot が "古くて，なじみのない言葉や行為。探されることもなく，背景にそっと隠れているがために，名付けられることもなく，目にされることもない" と述べているものである。

　発見・美・創造力・スピリットと世界内存在という感覚への探求を隠してしまうような，いわゆる科学や科学的探究の定義や解釈は，ここでは行わない。私たちはすべてつながっているということを認めよう。調和・正しい秩序・より広い宇宙との関係を追究することで，あらゆるも

のよりも偉大なものと私たちなりのやり方でつながっているのだ。

　私が看護学に望むものは，客観主義・実証・厳格な操作・定義といったものを超えていくことであり，意味・関係・間主観的，内主観的文脈・パターンにもっと関わることである。つまり深化していく意識・志向性・ケアリングとヒーリングについてのトランスパーソナルな，枠を超越した考え方に関わってほしいのである。そしてまた，看護学が，ケアリング‒ヒーリングと健康と不健康における体験について，隠れている真実や新しい洞察の追究，そして新しい知識の発展に関わっていくことを期待している。人類と地球文明にさらに貢献するために，職業とされるヒューマンケアリング‒ヒーリングと個人とはいかなる関係であるべきか，新しい発見をすることも願っている。Lauden（1977，p.81‒82）は以下のように述べている。

> 　絶えず発展している研究という伝統のなかで，互いに対立しあって食い違う理論は多い。なぜなら研究という伝統の枠内で，先行する理論を改善したり結合しようと試みる場合があるからである。研究という伝統は，研究領域における実体とプロセスについて，またその領域で問題を調べ，理論を構築するために使われる適切な方法についての，全般的な前提のまとまりである。成功を収める研究の伝統とは，それを構成する理論を通じて，広がり続ける経験上・概念上の問題を適切な解決へと導くものである。

　広い意味での本書の役割は，看護学が倫理的・哲学的・理論的視座をもつことで，人類にどのように貢献するかを明らかにすることである。この視座によって，看護学の学問としての基礎に関わる経験上・概念上の問題のいくつかを解くことができ，この視座によって，最も深遠な部分での人間らしさといえる，全人性およびヒューマンケアリングを維持

しようとすることができる。看護学が現代という時代に挑むとするならば，第一世代の科学的手続き・事実そのもの・厳格な定義・根拠・合理主義・操作主義・変数の操作・身体を機械にたとえる，といった一連の古い先入観を打破しなくてはならない。科学にはこれまでとは別の認識の仕方や，広がりゆき，深化している見方があり，全世界に発せられている世界観や宇宙観，現実そのもののとらえ方が変化していることを認めなくてはならない。意識／世界観の変化がこのように進み，私たちは全地球的に一体となって，健康のために，地球の存続のためにヒューマンケアリングとエコケアリングに携わるようになっている。

　さらに，Nightingale没後100周年という歴史の節目にある看護学にとって肝要なのは，看護学と理論のなかに，重要な倫理的・哲学的基盤を固持することを明確にすることである。さもなければ，変化と混沌・混乱というポストモダン後の時代のなかで道に迷うことになる。今や看護師は，洞察力をもった希望の導き手となるよう求められている。もはや，看護学にも，医学にも，患者にも，自分自身にも，システムにも，社会にも，人間性にも，当てはまらなくなってしまった時代遅れの方法に従う必要はない。むしろ，自己と他者が，新しい可能性や広がりゆく意識に対して目を開くよう手助けをし，意志をもって改革的な世界観の変化をともにつくり出し，形成するように作用することが求められている。

　このように，今や私たちは宇宙における全世界的な転換や人間意識の覚醒，そして新たな現実に直面している。このことによって，私たちは生きとし生けるものすべてにつながっていること，そして，科学と生命そのもののユニタリ[訳注]な世界観との関連で看護学を考える必要性を思い起こすのである。この転換は，無限の宇宙領域により深く"帰属の倫理"（Ethic of Belonging）を抱合している。というのも私たちは，文明

訳注：ユニタリ（unitary）は「単一の，一元の，一性の」という意味。Watsonは，M. Rogersのユニタリの概念を参考にしているので，本書では「ユニタリ」と表記する。

あるいは惑星として存続しつつ，前進しているからである（Levinas, 1969；Watson, 2005, 2008）。私たちはすべて，この脆弱な地球という惑星につながっており，何もかもを包摂している人間-環境-宇宙野のなかで，看護師として，生命力・神秘・奇跡とともに仕事をしているということを確認しよう。この深遠な倫理的出発点は，「聖なる科学としてのケアリングの科学」と表現されている（Watson, 2005）。

　看護学は，今や新しい地平にある。看護学は，いわゆる"事実"とか"研究結果"の意味にとらわれないさまざまな形の調査・実践・研究を用い，多様な方法論・様態・研究へのアプローチを認めるようになった。変化を引き起こす新しいパラメーターには，経験的なものから，トランスパーソナル／超越的／形而上学的なものまで広い範囲にわたっている。私たちは，ヒューマンケアリング・ヒーリング・全体性・健康とウェルビーイングについての理解を深めながら，人類の状況を保ち，人の経験によって生きられた世界に関する知識を深める方法を考え続けるのである。

　私の立場はこのように，もともとの人間科学の文脈を超えてケアリングの科学の枠組みへと至っていることになる。ケアリングの科学の枠組みは，人類がもつ深化していくという性格を引き出し，ヒューマンケアリングの理論と，さらに重要なことには，看護専門職という職業そのものに，豊かな倫理的・道徳的・哲学的基盤を与える。ケアリングの科学の枠組みによって，拡大的認識論が導かれ，認識すること・知識源のさまざまな形・アートを組み込んだヒューマンケアリングの科学・人文科学・臨床科学が認められる。また，看護・ヒューマンケアリングとヒーリングのための出発点／世界観／宇宙観として，基礎にある"帰属の倫理"も認められる。したがって，人間科学／ケアリングの科学としての看護学は，従来の還元主義的科学的認識論・分離主義的存在論・限定的方法論とは質的に連続しているとは考えられない。しかし，認識することとヒューマンケアリングの科学についてのこの見方は，あらゆる形態の知識に対応できるほど幅が広い。この見方は，開かれた世界観・拡大

的認識論・方法論の多様性を導くとともに，複雑で深化する人間性・健康と不健康に関わる現象とヒーリング体験に整合する新しい形のケアリングの実践をも導く。

概念

　概念は，理論を構成する基礎単位であるため，理論を構築する出発点として，理論家個人がどのような方法で概念を取り扱っているかを検証するのは有益なことである。

　理論を構成する概念や定義された用語を直線の上に表してみよう。これは絶対から相対へ，または具象から抽象へと連続的に連なる水平な直線である（図 1-1）。具象-抽象の直線上のどこに理論家の出発点があるかによって，理論の進む方向が決まる。初期の段階に，どのように基本的な概念が扱われるかによって，理論の構造・柔軟性・応用性などが決まる。理論を構築する他の作業も，すべてこの出発点から始まるのである。

　看護やケアリングのように定義が難しいものとして，概念をとらえよう。直接的に観察や測定ができる，非常に絶対的・具体的・明確な行動・作業・態度から始まり，相対的で，ユニタリかつ変化可能な状況（unitary transformative context）（あるいは同時性パラダイム）内に置かれる，非常に抽象的・流動的・哲学的な看護に関する理念に至るまで，概念を扱う方法はさまざまある。このような視座によって，さまざまな意味や別の世界観をもつ，常に変化するユニタリで流動的なプロセスが提示される。このような視座には，個人が寄せる意味・人間の意識の深化・志向性・現実に対する見方の変化が含まれる。

　この直線は，現在の看護学文献ではとらえ直されて，粒子的-決定論的焦点から相互作用的-相関的な焦点へと方向を取り，同時性／ユニタリな-変動的宇宙観／世界観に至る直線となっている。理論の方向性に関して，概念的な出発点がどこにあるかということが，概念的-経験的-

具象	抽象
測定可能 観察可能	理論上の観念

図1-1　概念を表す直線

　倫理的-理論的課題を解くのに役立つさまざまな理論の方向を示す。さらに，看護とそのイメージ・世界観・メタファー・概念は，患者／家族・コミュニティ・社会・深化した人間性というものを組み込んで定義することができるだろう。

　ある概念が，具象-抽象の直線の中間に置かれる場合，その概念はバランスがとれていると考えられる。看護（とケアリング）の概念は，抽象化ができる方法で取り扱われてはいるが，その抽象的な観念は他の人が理解できる程度に経験的なリアリティを反映してもいるので，哲学的・知的な用語であると同時に，実践の場そのものを表している。

　看護という概念がその直線の中間に置かれている場合，看護は，看護行為・行動・態度という面を組み込んで定義されると同時に，看護される患者に対して看護がもつ意味といったような，相対的な観念も考慮する。たとえ看護師が患者の前に物理的に存在していなくても，患者の心に存在している看護（ケアリング）をも考慮されるだろう。看護という概念がこのようにバランスのとれたものとして構築されるならば，この概念には，測定可能・観察可能な側面を備えた看護の客観的・主観的次元と，行動用語では測定されたりされなかったりするが，患者の経験からすると理解可能で，意味があり，理論の枠内で概念的に有用な抽象的・理論的側面の両方がここにはある。

　出発点としての絶対-相対の水平線に，もう一つの直線を垂直に導入することができる。固定-流動の縦軸である（図1-2）。例えば，ある概念の定義の仕方によって，外部の法則・宇宙の真理・確実性がつくられるということは，ありえるのだろうか。もしそうなら有益なことではあ

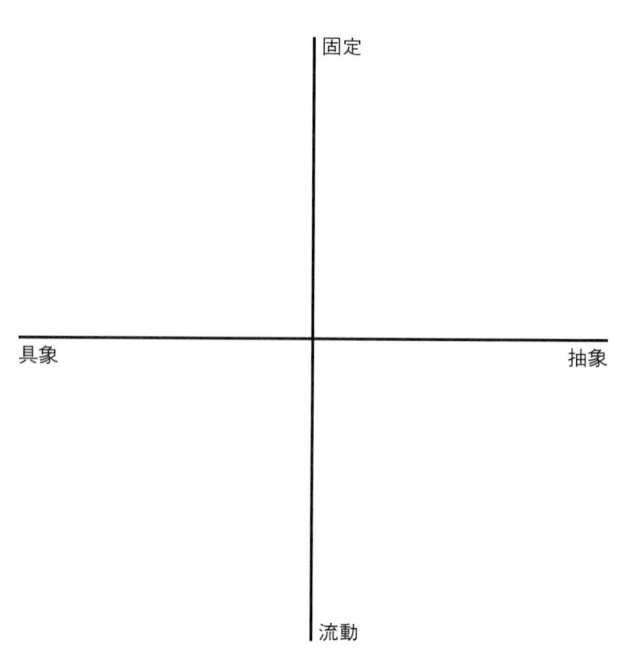

図1-2　概念を表す座標軸
（固定から流動への縦軸の考案者は Glenn Webster 博士である）

るが，定義が固定されたものとなり，検証されればそれで終わってしまう危険性がある。一方，概念が流動的・一時的に変化しており・未完成なものとみなされる場合は，その概念に関する表現は多様で，確実性を欠いていたり，矛盾していたり，深化を続けるものとなろう。その表現によって，創造的な発現や，無限の可能性が開かれるのである。

　理論の最初の概念がどのように表現され，定義されるかという出発点によって，どこで理論が終わるかが決定される。また，出発点は，問題とする現象を記述し・説明し・理解し・"見る"に当たって，どの程度までその理論が有用かも決定する。さらに，具象-抽象の横軸，固定-流動の縦軸のどこに出発点があるかによって，科学的作業・理論の構築・調査研究をさらに進めるのに，どの方法論が適切かも決まる。

概念を表す出発点が，具象を横軸とし，固定を縦軸とした座標領域(いわゆる第2象限)にある場合は，その理論は，科学を実証的・絶対的・測定可能なものとする視座をもち，すでに検証された真理・法則・事実を妥当なものとして受け入れている。もしある概念が抽象を横軸とし，流動を縦軸とした座標領域(いわゆる第4象限)にある場合は，その理論は，科学を，実証というよりむしろ発見とする視座をもっている。ここでいう発見というのは，意味の探求や理解であり，真理には至らないものの，暫定的とはいえ，問題を認識し，理解し，答えるための新しい方法が期待されるものである。

　科学における実証-受容という方法は，「完成した成果」として科学を見ることと関連している。一方，科学における発見-探究という方法は，科学を，途切れなく進行中で，まだ完成していないプロセスとして見ることと関連している。座標軸上で概念を動かすためには，2つの軸のどちらかの端に固定しないほうがよい。しかし，科学に対する姿勢(科学を実証され受容された成果とみなすか，発見され探究されるプロセスとみなすか)しだいで，理論家は両軸のどこかのポイントに概念を置いて，それで終わってしまうかもしれない。科学に対して理論家がどのような志向性をもっているかが，理論の基礎単位となる特定の概念を組み立てたり，定義したりする出発点に影響する。またその逆に，概念を組み立てるための出発点が，理論構築・理論構造・理論の適用に向けての方法論やアプローチを決定する。このように出発点が終着点を決定するのである。出発点が明確になればなるほど，終着点がどこで，なぜ終わるかが見えてくる。また，さらに作業を進めていった際に採っている方法が出発点からはずれてきた場合には，なぜその理論がうまく適用できないかがわかるようになる。例えば，ある理論的な概念が，「プロセスとしての科学」で採られる発見や追究の方法に当てはまっているのに，その理論が「成果としての科学」で採られる実証的な方法によって調べられることがある。こうしたことが起きると，理論がつぶれてしまうことがよくある。看護学の理論が構築される時，このようなことはよくあること

である。

　これまで看護学では，どういった座標軸を操作すべきかという点で知的混乱があった。つまり次元の間で概念上の不一致があったのだ。概念というものは開かれていて，流動的かつ変化するものであり，人の行動や看護科学の複雑さ・関係性・文脈と一致しているべきであるとよくいわれる。しかし，常に深化しているヒューマンケアリングの科学としての看護学にはそぐわないのに，厳密な検証の適用や，実証や受容という方法にとらわれてしまうことがよくある。また，看護学の概念を，ヒューマンケアリングの科学にはふさわしくない他の専門分野の概念枠組みのなかに誤って組み入れてしまうということもあった。同時に，看護学は，自らが科学として視座を広げ，科学史や科学哲学の変化と軌を一にし，知識を向上させるための多くの方法を探索することができることに，過去数十年にわたって気がついてきた。看護学が，その遺産と伝統にかなった看護／ケアリングの科学を追究することは，意識と信頼の復興である。そうした伝統は，科学の奥深いところにある人間的な次元・看護・ヒューマンケアリング-ヒーリングの相関的で・関連があり・形而上学的でさえある現象と実践に関連している。例えば，ヒューマンケアリングのヒューマンと現象，ヒーリング・全体性・愛という概念を科学というモデルに入れ込むとすぐに，科学についての全く新しい，これまでとは異なる見方を手に入れることができるのである。それが必要とするのは，倫理的で相関的・文脈的・深化する世界観であり，人類は決して時間や空間に"固定"も限定もされず，身体の物理的領域を超えて存在しているという出発点である。

　先に進む前に，私の出発点を理解してもらえるように，私自身の理論的視座が先の座標軸上のどこにあるかを示しておこう (**図 1-3**)。科学，特にヒューマンケアリングの科学についての私の見方と同様に，私が関心をもっているのは，プロセス・発見という方法・隠された意味の探求である。隠された意味というのは，生きること，死ぬこと，そして深化している宇宙の本質において存在し，しばしば神秘的で，魂を満たす未

```
                        固定──宇宙の法則・真理・完成された
                              本質
                              │
                              │
                              │
                              │
                              │
                              │
                              │
   具象──完全に操作的・測定可能・観察  抽象──心・イメージ・想像力に訴える
   可能                         成熟によってわかるようになる
   ─────────────────────────────間主観的経験・象徴的
                              │
                              │     × 人間科学としての看護学
                              │       と看護の道徳的理念とし
                              │       てのケアリング
                              │
                              │
                              │
                              │  流動──プロセスのなかで変化する
                                     時間と空間内で深化する
```

図1-3　概念を表す座標軸──具象-抽象と固定-流動

知のものである。つまり生の聖なる循環である。それゆえ私は自分の考えを横軸では右の抽象寄りに，また流動的で確実性はないので，縦軸では下端近くになる。同時に，私は次元上の左右上下の動きにも関心があるのだが，私の出発点は第4象限の右寄り，下方寄りに位置する。

　理論を構築するさまざまな局面，例えば，概念の定義・概念の表現・命題の定式化・経験的世界における意味との照合・明確化といったものは，多かれ少なかれ具象-抽象や固定-流動の様相を呈している。どのようになるかは，その理論や理論家の世界観や研究者の伝統的な考えがど

のようなものであるかによって決まる．例えば，次のような問いが考えられる．

- 理論のなかの概念は心的表象を表現しているのか，あるいは高次な抽象性を引き出しているのか。行動面での内的表象／想像的表象あるいは身体的表象なのか。
- その概念は流動的か，あるいは時間に依存しているのか，あるいは時間や空間や物性を超えることができるのか。
- 焦点はミクロなのかマクロなのか。
- 視野は部分的か包括的か。
- 成果は，抽象化されたものが目に浮かんだり，何かにたとえられたり，イメージできるように詳しく記述されているのか。または，具体的な言語・単語・数で表され，別の意味が派生しないようにされているのか。
- 成果は，操作可能な定義や観察可能な事象に限定されているのか，それとも理論化を継続したり，深化させられる可能性があるのか。
- 焦点は，どうあらねばならないかということ（道徳的理想主義／道徳的義務）にあるのか，あるいは実際にある姿（実践的現実主義）にあるのか。
- あるレベルでは高次に一般化されているが，具体的で個別のレベルでは，明確な事実や細部を欠いているということはないか（図1-4）。

　看護理論のなかから，Martha Rogers(1970，1994)の看護理論とエネルギー場の概念，そして Roy の適応の概念を例にとって考えてみよう。Rogers によれば，エネルギー場の概念は，「継続して起きているエネルギーの流れのなかで電気的な性質のものであり，強さ，密度，規模を常に変化させるものである」と定義されている。この概念は大まかで，抽象的で，理論的でほとんど形而上学的でさえある。つまり，かなりな程度に一般化されており，具体的な事実を欠いている。これによって，具体的な行動の細部を説明せずとも，人は本質を見，理解し，把握でき

```
              固定
               │
        ×      │
   Royの適応の概念 │
               │
               │
               │
具象 ───────────┼─────────────── 抽象
               │
               │
               │  Rogers の
               │  "エネルギー場"の概念
               │         ×
               │
              流動
```

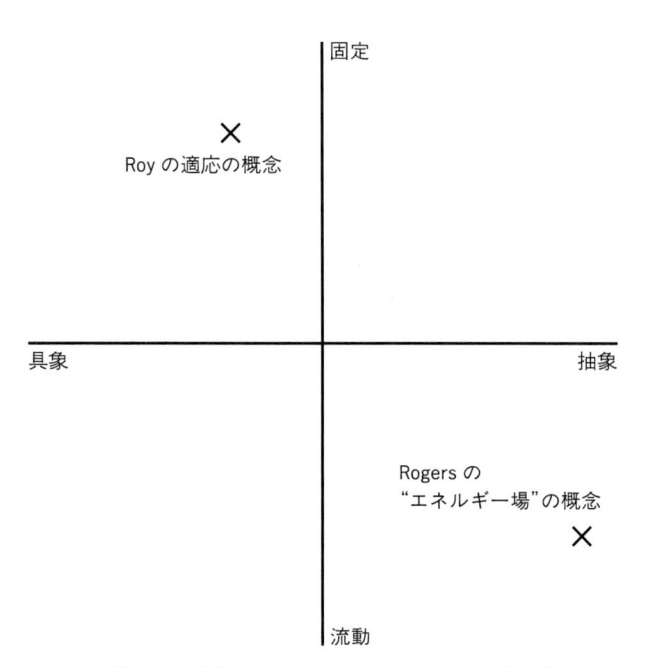

図1-4 概念の座標軸上のRoyとRogersの理論の位置

る。つまり高次の内的・心的イメージを喚起するのである。

　Roy(1976)のもともとの適応の概念は，(1)焦点刺激，(2)関連刺激，(3)残存刺激という3種の刺激を含んでいる。この概念は具象-固定の座標領域(第2象限)に置かれる。それというのも，高次の内的・心的イメージはあまり一般化されていないからである。この概念は，具体的な刺激に限定されている。その刺激は細かい点まで明確で，事実に即し，測定できるのだが，高次の一般化を欠いている。ある時点での具体的で観察可能な行動に焦点があるので，目の前に現れている行動を把握する助けにはなるが，本質や高次に抽象化された内的・心的イメージを把握するのは難しい。こうした見方は，人の思考や行動を査定し，具体的・生物学的なレベルでの現象を非常に実践的に提示する方向に導くのに有用である。

この2つは，マクロ(包括的)な視座(Rogersの理論)とミクロ(部分的)な視座(Royの理論)の例である。科学か非科学かといったうわべの論争のなかで，自分と異なる方法や志向は拒まれてきた。その結果として，人類全体といった広がりをもった，抽象度の高い視座は，心的装置として内容豊かで強力であっても，信頼されないことがある。それと同様に，発見やプロセスに関心があるか，あるいは実証や成果に関心があるかという，科学へのアプローチの違いによって，理論の好みも異なってくるのである。科学においても，もちろん看護においても有用なのは，(1)自分が学ぶことについて明確であること，(2)看護に関する理論を構築する際にさまざまなアプローチを試みること，(3)自分の価値観や信念にかなったアプローチを選ぶことである。好ましい理論は，特殊性–一般化という尺度上や，その理論のなかで取り上げる看護現象の性質にかなった，具象-抽象，固定-流動の座標上に配置できるものである。

看護を見るための新しい見方

看護科学者と看護実践者は，自分たちがもつ非直線形的なものや予想していなかった結果を尊重し，自分たちにしみ込んでいる考えに基づく先入観を排さなくてはならない。看護に関わる者は，思考の均質性から抜け出し，新たな突破口を探し，ありふれたものを新しくとらえなおす方法を考え出さなくてはならない。心理学と同じように，あるレベルでは，看護学は系列的思考を超えている。したがって，理論が弱められ，よくあることやありふれたものの陰に潜り込んでしまうのを避けるためには，理論はいくぶん距離を置いて展開していく必要があるかもしれない。

ここで問題とする，看護／ケアリングの科学は，これまでとは視点を変えて，経験的な臨床科学と同様に，その科学のもつ美・アート・人間性を改めてとらえなおし，評価するという作業をしなくてはならない。

看護学にとっての課題は，ひとたび人とケアリングが関わると，看護学は従来の科学とは異なっていることを認めなくてはならないということであろう。つまり，看護学の記述には，看護学に独自の見方・志向・倫理・出発点が必要なのである。看護には独自の現象があり，それ自体の概念・意味・関係性・文脈を明確にする多様な方法を必要としている。探究の形は拡大しており，生物学のレベルでのハードサイエンス，臨床的な調査研究から，哲学的-倫理的探究，内省的な語りの実践や，パフォーマンスや美的インスタレーションアートを含む，解釈的形態の探究に至るまで広い範囲にわたっている。

　こうした広範囲にわたる探究の形態は，因果関係という考え方を立証するものである。因果関係という考え方は，自然科学から，看護とヒューマンケアリングに関する知識や実践へと引き継ぐことはできない。人間対人間というケアリングの関係は相互的であり，看護師とケアを受ける者，双方の間で生命を与え合い，受け取り合うものであり，実証的・決定論的・唯物論的な一連の志向では説明も理解も不可能なものである。

　看護学の歴史を振り返れば，看護学が一つの確固とした方向感覚をもったことはなく，いくつかの不確実な方向感覚，さまざまな研究的な伝統をもってきた。私は，看護学のこれまでの苦闘を，看護学の"存在論的不安定感"と言うことがある。つまり，看護学の立地点が不明確であったということである。その立地点において，科学の客観的な見方・方法論上の指示・医学的先入観・臨床的・身体的焦点から看護学に加えられる圧力と制約によって，看護学そのものが発展し明確さへ至る道を歩むことが困難であった。

　看護学と科学の他の分野との明らかな違いは，文脈・プロセス・関連する概念——看護・ケアリング・人間・生命・人間関係・健康・ヒーリング・死ぬことなど——が難解であるということである。これらは単なる臨床的・経験的・生物物理学的現象ではなく，倫理的・哲学的・スピリチュアル・そして形而上学的現象でさえあり，看護とケアリングの科

学に特有の主要な現象として取り上げ，尊重されなくてはならない。Nightingale 以来，看護学は，人間性に対する深遠で倫理的・哲学的・道徳的志向を包含している。この志向はまた，ヒューマンケアリング・人間の尊厳・全体性，そして医療の場／病院と同様家庭やコミュニティにおけるヘルスケアを維持するための社会契約にも受け入れられてきている。人間性とケアリングの現象へのこうした志向と深い関与は，看護学の外にある医学や従来の科学からいつでも理解されてきたわけではなかった。

> 新しい，少なくともこれまでとは異なる教育的・教育学的選択肢を創造するという，科学に対する，社会に対する道徳的要請と責任から，私たちの教育的・認識論的・倫理的モデルを 21 世紀を機に立ち上げなければならない。
>
> Watson(2008, p.256)

現在では，看護／ケアリングの科学・理論・調査研究の問題の多くを，より系統的に探究していくことが重要である。選りぬかれた一群の知識を，看護の研究・調査・教育・実践のための学問的枠組みへと組み込むべく，さまざまな努力がはらわれている(例：Newman et al., 1991; Boykin & Schoenhofer, 2001; Watson & Smith, 2002; Benner et al., 2010; Hills & Watson, 2011; Smith & McCarthy, 2010; Watson, 2005, 2008 を参照)。

科学を再定義する

従来の科学や医学に支配的な特徴――看護とヒューマンケアリングの科学にとってはありえないことだが――は，さまざまな形で述べられて

きたが，3つの特徴にまとめることができる。つまり客観主義・科学主義・技術主義である。科学の歴史において，デカルト哲学と実証主義という2つの非常に影響力をもつ哲学体系がそれを支えている。

　看護学は，現場での実践を改善するため，従来の'根拠に基づく科学'にみずからを合わせていくべきか，それとも別の現実的なアプローチに賛同し，科学の範囲を拡大させていくべきかという問いを投げかけ続けており，明確な答えは出ていない。科学が現在もっている見方を捨て去って，科学的な進歩の足を引っ張ることは適切ではないし，無責任でもある。しかし一方で，従来の見方で提示されてきた科学は，看護とヒューマンケアリングの科学のなかで，問い直され，挑まれなくてはならない。

　ユニタリな世界観について，また科学モデルにおける人間・ケアリング・環境・自然宇宙のまとまりについて明確になれば，別の科学モデルを導くことができる。ケアリング・人間・環境・自然宇宙は一つに統合された場であり，重なり合ったリアリティのパターンは，さらに広いユニタリな宇宙論的世界観のなかに存在する。その世界観は，かつて Nightingale や Rogers が，そして今や Parse, Newman, Watson ら，現代の看護学の理論家がもっているものである。

　私たちは人類の発展において，科学を修正することを認識するばかりではなく，私たちが存在する宇宙についての世界観が深化し変化していることを認識する段階にある。つまり，もし地球という惑星と人類が，この世紀，そしてこの千年紀に存続し続けたいならば，ヒューマンケアリングからエコケアリングへと移行しなくてはならない。かくて私たちは世界における存在の全体性を尊重し，ヒューマンケアリング−環境とさらに広い宇宙とをユニタリなものとする見方を尊重する道徳的倫理的出発点を謙虚に認めるのである。このように，科学のもつ世界観は相関的で相対的であり，現実と現象について絶対的分離主義者の見方をとらない。

　看護師が，個々人のかけがえのない，言葉ではなかなか表現できない

第1章 はじめに：理論構築の背景

ヒューマンケアリング-ヒーリングの相関的なゲシュタルト[訳注]体験を重視して，科学における人間の非個性的・客観的モデルを倫理的に批判し，疑問を呈するのは適切なことである。看護学にとってのヒューマンケアリングの科学のパラダイムによって，人間に関する現象があぶり出されて探究されるようにならなくてはいけない。しかし，その際，関係の流動性や未知なるものの存在を認め，探究し，尊重する方法をとらなくてはならない。

科学とアートという誤った二元論や，伝統的-医学的-自然科学モデルとヒューマンケアリングの科学と看護学のモデルという誤った二元論を作らないようにしながら，表1-1で，看護学の科学的文脈を明確にするのに役立つ主要な相違／弁証を示す。

表1-1は，こうしたダイナミクスの相違を強調することを意図しているのではなく，二元論を認識するため，あるいは別の前提についての意識を高めるためのものである。こうした相違／弁証は我々の思考と行動に影響を与えるので，常に検証し続ける必要がある。時に，相違はテーゼ（命題），アンチテーゼ，ジンテーゼ（統合）という弁証法の過程を通して一致させられることがある。また，相違のまま残るものもあるが，少なくとも認識される必要はある。というのも，それらは別の出発点をとっているので，別の方向へと導くからである。

私の考えを，理論の構築という文脈のなかで要約する方法として，第9章で，ヒューマンケアリングについての私の理論の大要と構造的概観を示す。その際，理論とその主要な構成要素についての簡潔な分析も提示する。主題・価値観・目標・変化を起こす因子・ケアリング-ヒーリングの様態と看護治療学・視座・文脈・手法・方法がそこに含まれる。

訳注：ゲシュタルト（gestalt）は，形態や姿を意味するドイツ語。ゲシュタルト心理学では，要素の集合に還元しない全体的形態（gestalt）を知覚や認識の本質に関わるものとして概念化した。

表1-1 伝統的科学とヒューマンケアリングの科学との視座の相違点

伝統的，医学的自然科学の文脈	オールターナティブな看護学 ヒューマンケアリングの科学
規範的	個性的
還元的	交流的／トランスパーソナル／超越的
機械的	形而上学的／魂に満たされた 人間的-文脈的／深化する
方法中心的	現象中心的
価値中立的	価値負荷的；同意され，明確化された価値
病理学-生理学上の疾病中心	個人の主観的内的全体性：意味 人間の内的主観的反応 人間の状態がもつ意味
"科学"の倫理	属していること／一体性／つながっていることのユニタリな倫理
より量的	より質的／すべての形態の知識を認める組み合わせ；探究の多様な形態
絶対的，所与の条件，法則	相対的，開かれた流動性；創造的現出
客体としての人間	主体としての人間
客観的経験	主観的-間主観的経験
事実	経験，意味

●引用文献

Benner, P., Sutphen, M., Leonard, V., & Day, L. (2010). *Educating nurses: A call for radical transformation. The Carnegie Report for the Advancement of Teaching.* San Francisco: Jossey-Bass.

Boykin, A., & Schoenhofer, S. (2001). *Nursing as caring.* Sudbury, MA: Jones and Bartlett.

Hills, M., & Watson, J. (2011). *Creating a caring science curriculum. Emancipatory pedagogies for nursing education.* New York: Springer.

Lauden, L. (1977). *Progress and its problems: Toward a theory of scientific growth* (pp. 81-82). Berkeley, CA: University of California Press.

Levinas, E. (1969). *Totality and infinity.* Pittsburgh, PA: Duquesne University. [14th printing, 2000.]

Newman, M., Sime, A. M., Corcoran-Perry, S. A. (1991). The focus of the discipline of nursing. *Advances in Nursing Science. 13*, 1-14.

Rogers, M. (1970). *An introduction to the theoretical basis of nursing* (pp.90, 91, 92, 104, 113). Philadelphia: F. A. Davis.

Rogers, M. (1994). The science of unitary human beings. *Nursing Science Quarterly, 2*, 33-35.

Roy, Sister C. (1976). *Introduction to nursing: An adaption model* (pp. 22, 30-32, 38). Englewood Cliffs, NJ: Prentice-Hall.

第 1 章 はじめに：理論構築の背景

Smith, M., & McCarthy, P. (2010). Disciplinary knowledge in nursing education: Going beyond the blueprints. *Nursing Outlook, 58*, 44-51.
Watson, J., & Smith, M. C. (2002). Caring science and science of unitary human being: A transtheoretical discourse for nursing knowledge development. *Journal Advanced Nursing, 37*(5), 452-461.
Watson, J. (2005). *Caring science as sacred science*. Philadelphia: F. A. Davis.
Watson, J. (2008). *Nursing. The philosophy and science of caring*. Boulder, CO: University Press of Colorado.

●参考文献
Abdellah, F. G. (1969). The nature of nursing science. *Nursing Research, 18*, 390.
Alexandersson, C. (1981). Amedeo Giorgi's empirical phenomenology (publication no. 3). Swedish Council for Research in Humanities and Social Sciences, Department of Education, University of Goteborg, Sweden.
Dennis, N. (1982). New methods for research. Paper presented at Western Australian Institute of Technology, Western Australia, May.
Flaskerud, J. H., & Halloran, E. (1980). Areas of agreement in nursing theory development. *Advances in Nursing Science, 3*(1).
Gaylin, W. (1976). *Caring*. New York: Knopf.
Giorgi, A. (1970). *Psychology as a human science*. New York: Harper & Row.
Hall, L. E. (1964). Nursing—What is it? *Canadian Nurse*, 60, 150-154.
Henderson, V. (1964). The nature of nursing. *American Journal of Nursing, 64*, 62-68.
Hyde, A. (1975-1977). *The phenomenon of caring: Part I-Part IV* (vols. 10-12). American Nursing Foundation.
Johnson, D. (1978). State of art of theory development in nursing. In National League for Nursing (Ed.), *Theory development: What, why, and how*. New York: National League for Nursing.
Johnson, R. (1975). *In quest of a new psychology*. New York: Human Sciences Press.
King, I. (1971). *Toward a theory for nursing*. New York: Wiley.
Koch, S. (Ed.). (1959). *Psychology: A study of science*. New York: McGraw-Hill.
Koch, S. (1969). Psychology cannot be a coherent science. *Psychology Today, 3*(4), 64, 66.
Kohler, W. (1947). *Gestalt psychology*. New York: Liveright.
Kreuter, F. R. (1957). What is good nursing care? *Nursing Outlook, 5*, 302-305.
Lauden, L. (1977). *Progress and its problems: Toward a theory of scientific growth*. Berkeley, CA: University of California Press.
Leininger, M. (1969). Conference on the nature of science in nursing. Introduction: Nature of science in nursing. *Nursing Research, 18*(5).
Leininger, M. (1979). Foreword. In J. Watson (Ed.). *Nursing: The philosophy and science of caring*. Boston: Little, Brown.
Leininger, M. (Ed.). (1981). *Caring*. Thorofare, NJ: Charles B. Slack.
Levin, M. (1971). Holistic nursing. *Nursing Clinics of North America, 6*(2).
Marton, F. (1978). *Describing conceptions of the world around us. Reports from Institute of Education*. Goteborg, Sweden: University of Goteborg.
Marton, F., & Svensson, L. (1979). Conceptions of research in student learning. *Higher Education, 8*.
Mayerhoff, M. (1971). *On caring*. New York: Harper & Row.
Murphy, J. (Ed.). (1971). *Theoretical issues in professional nursing*. New York: Appleton-

Century-Crofts.
Newman, M. (1979). *Theory development in nursing.* Philadelphia: F. A. Davis.
Nightingale, F. (1860). *Notes on nursing: What it is and what it is not.* New York: Appleton.
Norris, C. M. (Ed.). (1969). *Proceedings, First Nursing Theory Conference.* Kansas City, KS: University of Kansas Press, 1969.
Oiler, C. (1982). The phenomenological approach in nursing research. *Nursing Research, 31*(3), 178-181.
Omery, A. (1982). Phenomenology: A method for nursing research. *Advances in Nursing Science, 5*(2), 49-63.
Parse, R. R. (1981). *Man—Living health: A theory of nursing.* New York: Wiley.
Paterson, J. D., & Zderak, L. Y. (1976). *Humanistic nursing.* New York: Wiley.
Peplau, H. (1952). *Interpersonal relations in nursing.* New York: Putnam.
Pickering, M. (1980). Introduction to qualitative research methodology. Paper presented at the American Speech-Language and Hearing Association, Detroit, November.
Rist, R. C. (1977). On the relations among educational research paradigms: From disdain to detente. *Anthropology and Educational Quarterly, 8,* 42-49.
Rogers, M. (1970). *Theoretical basis of nursing.* Philadelphia: F. A. Davis.
Roy, Sister C. (1976). *Introduction to nursing: An adaptation model.* Englewood Cliffs, NJ: Prentice-Hall.
Stevens, B. (1979). *Nursing theory.* Boston: Little, Brown.
Spicker, S., & Gadow, S. (Eds.). (1980). *Nursing images and ideals.* New York: Springer.
Valle, R., & King, M. (1978). *Existential phenomenological alternatives for psychology.* New York: Oxford University Press.
Van Kaam, A. L. (1959). Phenomenological analysis: Exemplified by a study of the experience of being really understood. *Individual Psychology, 15,* 66-72.
Watson, J. (1979). *Nursing: The philosophy and science of caring.* Boston: Little, Brown.
Watson, J. (1981 a). Nursing's scientific quest. *Nursing Outlook, 29*(7), 413-416.
Watson, J. (1981 b). Professional identity crisis—Is nursing finally growing up? *American Journal of Nursing, 81,* 1488-1490.
Watson, J. (1984). Reflections of new methodologies for study of human care. In M. Leininger (Ed.), *Qualitative methodologies in nursing.* New York: Grune & Stratton.
Yura, K., & Torres, G. (1975). *Today's conceptual frameworks within baccalaureate nursing programs* (17-25). National League for Nursing publication no. 15-1558. New York: National League for Nursing.

第2章
ヒューマンケアリングの科学としての看護学

> これまで課せられてきた，誠に偉大な役割を上手にこなすには，一般教養科目に関する教育も，高度な専門技術もともに十分ではない。看護師は，科学の言語と普通の人々が用いる言語の両方を使いこなせなくてはならない。
>
> Annie Warburton Goodrich (1973)

　私はこれまでの著作のなかで，看護学を人間科学の伝統と，私の言うケアリングの科学に近づけ，アートとサイエンスとしての看護学というものを示そうしてきた。さらに私は，看護学の科学的伝統と芸術的遺産の双方が，科学的な探究によって覆い隠され，最近では"根拠"に基づく実践が強調されるあまり埋もれてしまっていると考えている(Watson, 2008)。看護と看護科学に対するこうした見方は，それほど珍しいものではない。事実，看護学について書かれたこれまでの文献でも，看護学の性格について同様な考えが見られる(Watson, 1981)。

　看護学は依然として発展途上にあり，草創期の看護界をリードした人物の考えや理想を現実化することが課題となっている。具体的には，Nightingale の看護モデルや最新の看護理論といったものである。それは，看護についての考えを一点に収斂させる。つまり，個人-自然-環境-宇宙を一体化して，倫理的・哲学的にとらえる，広がりをもった見方である。人の意識は拡大し，発展し，生命の維持・ケアリング-ヒーリングに関する知識・パターン・プロセスを統合してとらえるのである。看護学が深化するにつれ，従来の医学-科学の楔から解き放たれ，独自の学風を展開しつつある。例えば，現存する看護理論に，相対主

義・プロセス・パラドックス・パターン・エネルギー・意識・関係性・意味・内的主観性・知識の統合的観点・意図性・現実のユニタリという見方・人間環境・ユニタリという個人・全体性・心-身体-スピリットの統一体・生命力の聖なる性質・スピリットといったなかに現代のテーマが収斂されている (Watson, 2005, 2008, 2011)。看護学と現代看護理論によって，ケアリングの科学としての看護の文脈と専門分野としての基礎は明確になり，一貫性をもち，成熟し，一つの方向に収斂しつつある。しかし，逆説的ではあるが，皮肉なことに，看護教育と看護研究の最新の潮流は，看護理論を軽視し，看護学としての専門分野の基礎を無視して，根拠・方法・医療機関の要請・手続きに重きを置き，看護の外の世界からコントロールされ，医療機関の圧力や要求に押された実践に流されていることである。

　看護の現象に関連するテーマは，収斂し絶えず進化している。その現象は存在の生物物理的・物質的次元と分離主義的世界観を含んではいるが，それを超越してもいる (Watson, 2005, 2008, 2011)。過去20年以上にわたる看護理論の業績と，専門領域としての看護学の発展の軌跡を見てみると，以下の方向への移行であったといえる。看護の現象の特質や看護知識（認識論）の特質について批判的に検証すること，存在論について批判的に検証すること（世界観：世界に存在するということはどういう意味をもつのか），方法論について批判的に検証すること（方法を現象に無理やり押しつけるのではなく，方法は現象に無理なく適合しなくてはならない），そして看護やヒューマンケアリング-ヒーリング，さらに健康に関する現象を，成熟した看護学的基盤として明らかにすることである (Newman, 1979, Newman et. al., 1991; Boykin & Schoenhofer, 2001; Watson & Smith, 2002; Benner et al., 2010; Hills & Watson, 2011; Smith & McCarthy, 2010; Watson, 1999, 2005, 2008)。

　現代の看護理論家同様に，草創期の看護学分野のリーダーたちは，看護のパラダイムに明晰さと成熟性を与え，パラダイム以前の状態から成熟したパラダイムへと発展させて，研究伝統をつくりだそうとした。こ

の明晰性と成熟性を備えた，専門領域としての看護学こそ，私がケアリングの科学として組み立てているものである。このパラダイムは，一貫性のある歴史的かつ現代的な，価値中心的な 21 世紀看護のための，倫理的・哲学的・道徳的な基礎となるものである(Watson, 2005, 2008; Hills & Waton, 2011)。

言いかえれば，この方向に進もうとする力はすべて，以下に挙げるものについてのひとまとまりの一般的な前提を打ち立てることに注がれているのである。つまり，価値観・倫理的哲学的文脈・世界観・知識の特質・研究分野における実体とプロセス・適切な方法・柔軟性のある実践・方針・リーダーシップ力(問題を調べ，看護に関連する現象[ヒューマンケアリング‒ヒーリング‒健康に関わる現象]についての知識から導かれた理論を創り出し，構築する)・聖なる生命力・内的主観的経験・状態と生命の状況の意味・ユニタリな世界観へと発展する人間性と意識の深い次元間の関係性である(Watson, 1981, 1999, 2005, 2008)。

例えば，Florence Nightingale は"新しいアートであり新しいサイエンスでもある"と看護について語り，科学的・系統的な訓練が必要だともしたが，アートとサイエンスといった誤った二元論などを生み出しはしなかった(Nightingale, 1860)。彼女の有名な言葉を以下に挙げる(Nightingale, 1860, p.355)。

> 看護はひとつのアートである。それをアートたらしめるためには，画家や彫刻家の作品と同じように，献身的に専念し，懸命に準備しなくてはならない。

Nightingale の看護観のなかには，健康の問題を人に伝える際に事実と統計を驚くほど多く用いているものがある。

> 観察を行う科学はすべて，統計的方法に依拠している。これがなくては，事実に基づかない経験主義でしかない。原因を推論する前に，事実を比較可能にしなくてはならない。……観察数が足りない。人が見ているのはこんなものである（Nightingale: Dossey, 2000, p.230 より）。

　後に，Virginia Henderson，Lydia Hall，Frances Krueter といったリーダーたちは，看護の概念について Nightingale と同じような考えを提唱した。例えば Henderson は看護師の役割を，非常に主観的で質的なものと特徴づけた。「看護師は，患者が何を必要としているかを知るために，患者の心にまで触れる努力をしなければならない」というのが彼女の持論であった（Henderson, 1964）。

　Annie Goodrich は Nightingale と個人的な交流のあった，米国の看護師のパイオニアであるが，Henderson と同様に，看護するということは，些細な行為にも意味を見出し，実践に際しては最高の技術と正確さを求める気持ちをもつことであるとしている。奉仕に打ち込み，…幅広い視野をもち，…厳密に分析し，科学の成果と密接に連携し，知覚を磨き，理解へと至る忍耐力をもつことが必要である（Goodrich, 1973）。看護のあり方について，これまで積み重ねられてきたことをもとに，共通かつ幅広い範囲に通じる主題を以下にまとめてみよう。

1. 個人を，かけがえのない，価値のある，尊重されるべき人としてユニタリの視点からとらえ，気づかい・尊敬し・養い・理解し・支援する。一般的には，より広い環境・地球という惑星・生命という無限の宇宙と連続している，心-身体-スピリットの統一性を尊重し，全体としての人間として哲学的にとらえる。私の仕事は，生命力の神聖さ，人類の魂を認識することによって，魂の概

念を明確にすることである。Nightingaleは，身体のケアは決して魂のケアと分かつことはできないと言っている。人間性についてのこの視点は，私たちは一人ひとり，より広い生命そのものの無限の領域に属し，関連しているという事実を高く評価している。その無限の領域には，偉大な神秘・宇宙空間・生命の源・エネルギー-スピリット-意識-宇宙的愛がある。これは誰よりも大きな愛である。このように，人間は各部分の総和として定義づけられるのではなく，総和以上の統合された全体であり，それゆえにすべてが一体となり，あらゆるものが，他のすべてのものと関連しているという見方

2. 人の内的主観的生命世界・人の存在の内的意味・人と人との間のケアリングの関係と相互作用・人と環境との相互作用などの広い意味での健康とヒーリングへの影響について強調
3. 人間同士の深い次元でのケアリング関係と，看護師とケアを受ける者とのケアリングの瞬間である。ケアリング場面とケアリング関係が健康とヒーリングに影響することの強調
4. ヒューマンケアリングの，医学ではない部分でのプロセスと，さまざまな健康-不健康に関わる内的な意味とヒーリング経験をもっている患者個人・家族・コミュニティと，看護師とのケアリング関係について強調
5. 患者が病状や治療の状況に関わらず，自分自身で意味・内的解釈・自身で導く健康へのパターン，ヒーリング，生活の質，変化や死について見い出すことについての関心
6. 看護学の知識とヒューマンケアリング-ヒーリングの実践は，医学の知識と医学の実践とははっきりと区別できるものであるが，二つは相補う関係にあるという立場
7. 人の尊厳を保つこと，人間性を保持すること，自己認識・自己コントロール・自己ケアリングそして潜在的な自己治癒力を促すことへの関心

今日の問題点は，**理論や歴史的かつ現代的な学問的基盤**に合致した看護の**サイエンスと実践**がまだ十分に発展していないということにあるように見える。さらに，看護理論と看護実践と看護研究が別々のパラダイムをもち，それらのパラダイムが相矛盾している。この対立が起きるのは，長年存続してきた草創期の看護観が，教育においても実践の場においても，まだ完全に実現されていないからである。草創期のリーダーから現代の理論家に至るまで，看護学は，学問の分野としても，職業としても向上するように奮闘してきた。私たちは，人間の身体部分を機械のようにとらえる医学のパラダイムと，最大限の統制・厳密性・客観性・価値中立性・事実・手順・技能・テクノロジーなどを強調する自然科学・ハードサイエンスのパラダイムにとらわれてきた。

　その結果，看護は歴史的に奮闘しながらも長い道のりを歩んできた。しかしながら，看護の指導者たちが抱いてきた過去・現在・未来のヴィジョン・イメージ・理想にかなった，看護理論・看護知識・看護学のために，看護は意味深い哲学的基盤を明確にすべく今も発展してきている。

　私は，看護が，他から明確に区別できる学問・職業としてさらに発展するための堅固な基礎を，人間科学／ケアリングの科学の枠組みが提供する，と考えている。数百年の歴史をもつ，古くからあるこの崇高な職業は，今やあらゆるもの——私たちが共有する人間性・人間-環境-地球・そしてより大きな宇宙——すべての調和・統一体へと移行する全地球的な世界観に収斂しなくてはならない。

ヒューマンケアリングの科学

　"人間科学(human science)"という用語は，Giorgi(1970a)が用いたものである。彼は，心理学の特徴を説明する際に，全体としての人間を専門的に研究する学問として，精神分析学者や行動科学者の心理学観に対置して，この言葉を用いた。この対立状況は看護の伝統と歴史にも当てはまる。それというのも看護は，医学とも，精神分析学者や行動科学

者の人間観とも結びついてきたからである。このアプローチが何から構成されているかといえば，今も深く刻まれている自然科学や還元主義者の研究手法，それに現在のものの見方である。この見方によって，エビデンスの経験主義的な形態や正統なサイエンスとは何かという時代遅れの考え方が今もなお続いているのである。理論・方法論・実践は大きく変化したが，この不協和はなかなか消えない。看護学が，その人全体としての人間のケアと，個人・家族・集団・地域の健康-全体性-ヒーリングへの関わりとに，深く関与し続けていることのなかにパラドックスがある(訳注)。

　看護学は成熟しつつ，知識と根拠を重視する科学の判断基準と，ヒューマンケアリングに関わる現象の性質との間の不協和を批判し続けてきた。このように人間科学とケアリングの科学への焦点が表面に現れるには，さまざまな方法がある。Emmanuel Levinas(1969)の視点では，倫理が科学の第一原則であり，普遍的な愛という無限の宇宙の"帰属の倫理"が，私たちの世界観の出発点であるとし，一人ひとりが広大な宇宙から切り離されて，各自が孤立しているという考えはとらない。

　看護科学・看護研究では進化しつつある世界観をとる考え方が，1970年代後半から1980年代を通して発展し，現代の看護理論家・看護研究者・看護に関する著述家にも引き継がれている。例えば，Davis(1978)，Watson(1979, 1981, 1984)，Winstead-Fry(1980)，Parse(1981)，Webser, Jacox, and Baldwin(1981)，Downs(1982)，Munhall(1982)，Chinn(1983)，Donaldson(1983)，Newman(1979)，Leininger(1981)，その他(Smith & MaCarthy, 2010; Watson, 2005; Hills and Watson, 2011)である。

　一般的には，人間科学／ケアリングの科学の視座をとる場合，以下の

訳注：このパラドックスとは，看護学が「その人全体としての個人」(Rogersのいうユニタリ・ヒューマン・ビーイングズ)をみていくことに深く関与しているにも関わらず，自然科学やエビデンス(数量的)の経験主義的な型のヒエラルキー(現状は最優先されている)にこだわっている，あるいは現実的には看護師も重視している状況と考えられる。

29

事柄が認識される。
- 人間を生物的身体-物理的存在としてとらえる医学や従来の心理学の概念と，人間を全体としてとらえる看護学の概念との間にはずれがある。
- 統一された**全体**としての人間(そして人の内的主観的経験／意味)の研究と看護ケアのプロセス，そして自然科学・基礎科学・生物医学の従来の還元主義的な前提との間には緊張が存在する。
- 看護独自に科学として成熟しようと努力はしているが，看護研究の学問的基盤と関連している哲学的・存在論的・認識論的・倫理的・科学的な重要な問いを明確にしないままで，より長い歴史をもつ自然科学のルールや医学-臨床的な人間観に従いがちである。看護学は，ヒューマンケアリングと人間性そのものを維持することに努めながら，ヒューマンケアリング・健康-不健康・ヒーリング・すべての人間存在の変化を含む現象を扱うものである。この学問的基盤があるからこそ，まさに看護の存在理由である，人類と社会に対しての道徳的科学的誓約が果たせるのである。

看護研究をする際の，人間科学／ケアリングの科学に関連する哲学的概念的側面には次のようなものがある。
- 看護は，人間を，深化・経験するスピリチュアルな存在とみなす。
- 人間の意識と世界観は相互に関連しながら発展しており，すべてがつながっているという認識へと移行している。
- 健康とは，プロセスであり，内的経験として非常に主観的である。
- 変化は現在進行形である。看護師と患者はともに参加する。

人間科学の視座から眺めると，看護学者・看護研究者は，看護／ヒューマンケアリングの科学について，また追究する主題や社会的科学的責任に従って看護学がとる新しい方向性について，重大な問いを発することができる。さらに，ヒューマンケアリングの科学の視座によって，人間と，健康-不健康-ヒーリングの経験の場について，新たな地平と新しい可能性が拓かれる。こうした視座によって，人間・健康・看護

についての究極的な意味と倫理的価値観について問題意識をもつことができるようになる。

　要約して，ヒューマンケアリングの科学の文脈を根底で支える土台を以下に挙げる(Watson, 1984)。

- 人間の自由・選択・責任に関する哲学
- 全体論(holism)(他の人々や自然と結びついている，還元不可能な人間)の生物学と心理学
- 知ることについてのあらゆる方法を提供し，経験を重視するだけでなく，美学・倫理的価値観・直観・プロセスの発見を向上させる，広がりのある多様な認識論
- 時間と空間の存在論
- 人と人との間に起きる出来事・プロセス・関係の文脈
- 開かれた科学的世界観

同時に，重要なことは，看護学がその究極の意味・直観・関連性を，美学・倫理・科学・実践から遠ざけないという視座をしっかりともつことである(Watson, 1984, 1999, 2005, 2008)。

　看護学は科学的であろうと努め，職業として専門的な学問分野として前進しようと努めてきたが，ここで二つの方向への分岐点に直面する。一つは，明確で客観的で経験重視の認識論を有する従来の医学である。もう一つは，ヒューマンケアリングの科学としての看護を認識する道である。後者は，存在論的世界観・知ること・知識・認識論への独自の手法，叙述・物語・解釈的探究など，今ある方法と並んで，ドラマ・アート・パフォーマンスを含む，さまざまな形で展開する方法，その他のまだ未開発な方法に至る独自のアプローチをもっている。それによって，職業的な臨床的ケアリング−ヒーリング−経験の実践モデルへのアプローチを深めてくれるのである。

　従来の科学が用いてきたアプローチは，自然科学や医学の概念・観点・技術をとり，それらを看護や人の健康−不健康の体験という"生きられた世界"に当てはめるものである。しかしそうすると，看護におけ

るヒューマンライフや人のケアリング・プロセスについて，以下のような人間的ではない前提に立つことになる。

- 根拠と科学的進歩のために経験を重視する，特有の認識論
- 人間決定論と人間が支配するという哲学
- 有機体論的・機械論的物理主義をもつ生物学と心理学
- 時間対空間という分離主義的存在論
- 心・身体・スピリットを分ける，部分部分という文脈
- 閉じられた科学的世界観
- くり返される事実を分析・検証する方法論(Johnson, 1975)

　このような伝統的なアプローチは，基礎的な世界観はすでに科学的に完成されており，現在の看護師・学者・研究者たちがやるべきことは，主として，得られた知識を複雑な知の体系に加えていくことだけである。この道を進むということは，疾患を命名・分類・操作・制御・処置するという，医学に支配された狭い思考のパラダイムに従うということである。疾患でなければ患者，患者でなければ客体や変数としての個人，というように扱うのである。

　このようなアプローチは，医学の価値観・目標・家父長的観念をもった看護介入によって毒されており，看護やヒューマンケアリング，その人自体に目的があるとする考え方とは相いれない。看護という専門分野が従来のアプローチで動かされていった場合，"根拠"の序列としての経験重視の科学の倫理観をとることになる。科学のこうした倫理観は，客観性・事実・限りなく微分化されていく局部の測定に力を注ぐという，従来の看護研究によって認知される。このような伝統的な研究は，手段・信頼性・妥当性・操作可能性といった課題に力を注ぐのであるが，そうすることで，看護がこれまでの看護の遺産・理念・人類との誓約のなかで積極的に支持してきた価値観・倫理観・目標・行為に意味や関連をもたせ，理解してきたことを無駄にする危険性がある。こうした立場によって，看護がもつ究極の意味や直観が，看護の美学・倫理観・科学・実践から引き離されてしまう可能性がある。こうした出発点その

ものによって，またヒューマンライフや発展する人間の意識が科学的・哲学的に制約されることになり，看護は限定されてしまう。

　一方，看護学をヒューマンケアリングの科学として見るならば，美・アート・倫理・人間同士のケアのプロセス・さらには看護の愛情についてのユニタリという考え（見解）を取り戻し，科学観をともにつくり上げ・結合し・統合し・変換することができる。ヒューマンケアリングの科学の基礎には，美学・人文科学・アート・臨床科学をなす経験重視の思考に加えて，形而上学をも含む認識論がある。

　2010年はNightingale没後100年であり，近代看護学100周年という歴史的に記念すべき時である。看護学は，未来に向けて看護独自の基礎を見出し，築きあげるために，看護の根源に戻り，非人間的な価値観ではなく人間的でスピリチュアルな価値観に基づく，有意義で倫理的・哲学的基盤を再発見しなくてはならないし，そうすることができる。Nightingaleは，看護は"使命"であり，スピリチュアルな実践であるということを明確にしている。

　看護学は，従来の科学ではなく人間科学の視座をとることによって，ヒューマンライフを，不思議・畏れ・奇跡・神秘に満ちたプロセスである，かけがえのない贈り物として見ることができる。看護師は，看護師とそれ以外の人々の個々人がもつ意味という主観的内的世界を考慮する方法を選ぶことができる。根拠と観察のみの外的世界ではなく，経験という内的世界を研究することを選ぶことができる。さらに自らを方法の一部とすることによって，臨床的研究のプロセスのなかに身を投じることを選ぶこともできる。これは，主として科学の成果やプロセスにこだわった，距離をおいた，客観的でよそよそしい態度ではない。非人間的な，技術で直すといった技術中心主義や表面的な行動という外向きの世界ではなく，ヒューマンケアリングとヒーリング，内的主観的経験という，個人的で，親しみのある世界を探究することを選ぶことができる。

　この後者の道をとることによって，狭い思考を広げ，人間的であることとは，看護師であることとは，病気であることとは，癒されることとと

は，ヒューマンケアを行い・受けることとは何であるか，看護を職業とする者として，また看護学者として新しい像を描くことができる。行為の意図によって，看護師がヒューマンライフをとらえる方法も異なってくる。さらに，選択の仕方によって，進む方向も違ってくるし，看護の実践や，看護の科学，方法論，個人的／職業的ありようについての結果も異なってくる。

例えば，スコットランドの精神分析学者であるR. D. Laing(1965)の初期の見解では，人を生物的有機体として見ることを選ぶこともできるし，何かを変えたり，何かを違ったようにすると，自己と同じように，人を全体存在として見ることを選ぶことができる。しかし，そもそもの出発点で生物的観点に立てば，人を単なる生物的有機体としてではなく，人を全体としてとらえて学ぼうとしても，それは熱湯で氷を作ろうとするようなものである。私たちは目的に到達することはできない。同様に，ヒューマンケアリングの科学が，人類に対して看護の実践や役務となることを望んだ場合，医学臨床学的見方(lens)を使って，ユニタリヒューマン・ヒューマンケアリング・ヒーリング・健康現象に関わっても，看護学・看護理論・看護実践に対して医学の出発点をとっても，その目的を達することはできない。

看護学は，Sigmund Kochの智恵と経験から学ぶことができるにちがいない。彼は著名な心理学理論家で"Psychology: A Study of Science"(1959)の著者である。彼は30年間，心理学を自立した科学とするために尽力し，以下のような結論を導いている。「心理学は理路整然とした科学ではありえない」(1969, p.64)…心理学は誤解されてきた…そしてその結果生まれたのは，近代学症候群であった…**無意味(ameaningful)な思考，つまり「道徳心がない(amoral)」で使われるのと同じように，否定を表す[a]がついた言葉である…発見というより'処理した'結果としての知識である**。Koch(1969, p.64, 65)は，「心理学は再発見されなくてはならず，より意味のある哲学的な基盤の上に確立されなくてはいけない」と述べている。看護学も，自分たちの科学的

アプローチを真剣に問い直さなければ，同じような運命をたどるおそれがある。看護学が医学のまねをせずに用心深く進んでいけば，今はもう少し楽天的でいられる。私たちにはまだ，人間・人間性・ヒューマンケアリングとヒーリングの過程への関わりを再発見する時間があるし，看護が進む上でより意味のある哲学的基盤を打ち立てることができる。

　看護学のこうした新しい基盤づくりは，職業的なヒューマンケアリングのプロセスのなかで行われるが，このプロセスというのは，人の経験からなる生きられた世界や，ヒーリング・ウェルビーイング・健康・治療・不健康に関わる内的意味と結びついており，その一部となる。看護学が成熟するには，基本的な世界観がどこにおかれているか，その位置を問わなくてはならない。また，すでに人類の進歩のなかに顔をのぞかせている新しい世界観を，力を合わせて作り上げなくてはならない。このようにすることで，看護特有のテーマや，看護の科学や実践がもつ人間的な性格を探究し，ヒューマンケアリング-ヒーリングの現象やヒューマニティと科学を統合する見方に当てはまる，信頼でき有意義な，新しい多様な方法を発見するためのありようが創り出せるのである。

未来へ向けての新しい方向

　Kuhn(1969, 1996)の有名な観念である「科学革命」を引き起こす，新しい研究の潮流が，看護理論や研究者の間で生まれ始めている。看護におけるヒューマンケアリングに関わる現象や，現在の，あるいは将来起こるかもしれない健康問題に関する内的な経験を取り扱う際に，看護実践を医学モデルに当てはめたり，看護学を自然科学モデルに当てはめるのは適切ではないという認識が，人々の間で広まっている。

　看護学は，科学史や科学哲学の探究を通して，また看護の高等教育や理論の発展を通して，科学的発展を探究し続けることができる。その際に，看護には看護自体がこれまで築いてきたものを探り，そこで看護の価値観・目標・哲学を再発見し，看護とはどのようなものであるかにつ

いて，広く認められている見方にかなった研究方法や選択肢を探し求める必要がある。こうすることで，看護学者や臨床家は，従来の医学や自然科学のパラダイムと看護の特質との間に不一致やずれがこれまでもあったし，これからもあることを論じ，公に認めることができる。さらに，こうしたジレンマから，看護研究者・看護理論家は，看護学を発展させるための別のやり方を積極的に追究するようになってきた。上級レベルでの看護学では，医学・自然科学のパラダイムとは異なる，看護独自のヒューマンケアリングのプロセスや，人-健康-環境についてのパラダイムを，看護学者が提示する研究環境が整いつつある。加えて，皮肉なことに，従来の経験上の根拠の探究と並行して，看護に関わる現象を研究する別の方法も検討されるようになってきている。

　看護学が，専門分野としての基礎について，また看護に関わる現象の研究について，パラダイムを変換し，ヒューマンケアリングの科学の方向へと成熟させていこうとしているのである。そして，従来の科学の前提とヒューマンケアリングの科学の前提には大きな相違があることが論議されるようになってきている。**表 2-1** には，現実の性質，研究者-対象となる人間-対象となるものの性質，真理の述べ方の性質の3点について，それぞれ前提にしている考えをまとめた。

　Gorgi(1970b)，Marton and Svenson(1979)，Marton(1978)，Cook and Reinhardt(1979a)，Watson(2005，2008，2011)および他の人々がこうした相違を明らかにし，看護学に大きな希望を与えている。こうした相違を本書で明らかにする。

　従来の科学・医学のパラダイムとヒューマンケアリングの科学／看護学のパラダイムは，**表 2-2** に示したように異なっている。Cookと Reinhardt(1979b)はこうしたパラダイムの相違を，方法論と関係づけて描いているが，お互いを排他的なものとして見るのではなく，弁証法的関係としてみている。**表 2-3** には，2つのパラダイムの弁証法的様相(dance)のさまざまな属性を挙げた。

　パラダイムを見る別の視点として，パラダイムを連続体ととらえて，

表2-1 看護の科学が前提とする事柄

従来の医学 量的 合理主義的探究	前 提	ヒューマンケアリングの科学 質的-現象学的 自然主義的探究
単一の現実 分離可能な各部分 操作可能 文脈から独立した変数 (価値)中立的,自由	← 現実の性質 →	複数の現実 相互に連関している各部分 依存的変数 文脈依存的
研究者は距離を取り,互いに独立	← 研究者-研究対象となる人間-対象の関係の性質 →	研究者と被研究者は相互に関係している 研究のプロセスが研究にじかに影響する
一般化可能 法則定立的(共同規範)知に焦点化した永続的な真実の陳述 類似性に関心	← 真理の述べ方の性質 →	論理的に可能なことを含めない十分な一般化 成果は特定の文脈に適する作業的仮説 個性記述的な知,または組み合わせたものに焦点化 差異に(個別的な)関心

Guba, E. G. & Lincoln, Y. S. (1982) Epistemological and methodological bases of naturalistic inquiry. Educational Communication and Technology Journal, 1982; 30, 2-7.をもとに作成

表2-2 従来の科学とヒューマンケアリングの科学のパラダイムに関する相違

	従来の科学 医学のパラダイム	ヒューマンケアリングの科学 看護のパラダイム
視座	客観性,観察可能-測定可能	経験主義的-主観的,形而上学的
記述方法	量的	質的,または質的・量的の組み合わせ
概念形成	一般化可能	文脈的理解
関係	外的-統計的な推論が多い	内的-個人で確認されたもの
把握の仕方	説明-予測	理解
重点	事実-データ	意味
利用法	技術的,知識の立証,既存の知識の拡張	解放的-(新しい洞察・理論・発見・知識)
構造	パラダイムに忠実	パラダイムを超越する

Marton, F. & Svensson, L. (1979). Conceptions of research in student learning. *Higher Education*, 8: 484. Elsevier Science Publishers. B. V., Amsterdam. をもとに作成

表2-3 質的および量的パラダイムの属性

質的パラダイム	量的パラダイム
質的方法の使用を主張	量的方法の使用を主張
現象学と「理解」の重視：" 行為者のものの見方に即して人の行動を理解しようとする"	論理実証主義：" 事実や社会的現象の原因を探求するが，個人の主観的状態についてはほとんど考慮しない"
自然主義的で，観察はコントロールされない	定められた手順とコントロールされた測定
主観的	客観的
データに密接：インサイダーの視点	データから離れる：アウトサイダーの視点
グラウンデッド，発見志向，探索的，拡張的，記述的，帰納的	グラウンデッドではない，立証志向，確認的，還元的，推論的，仮説演繹的
プロセス志向	成果志向
妥当性：現実の豊富で奥深いデータ	信頼性：確固とした反復可能なデータ
一般化可能ではない：事例ごとの研究	一般化可能：複数の事例研究
全体論的	個別主義的
現実を動態的にとらえる	現実を固定的にとらえる

Cook, T. & Reichardt, C. (eds.). (1979). *Qualitative and Quantitative Methods In Evaluation Research.* Beverly Hills, CA.: Sage, 1979, Vol. 1, p. 10. より許可を得て転載。Copyright© 1979 by Sage Publication, Inc.

さまざまな次元を考察するものがある。その人の出発点・前提・科学観・研究されている現象の性質などの影響を受けて，その連続体の上を一方の端からもう一方の端へと動くのである。図2-1では，お互いを排他的で，常に相いれないものとは考えずに，さまざまな次元でのある位置から別の位置への動きを示した。看護学は，全体としての人間・関係性のあるケアリング・ヒューマンケアリング-ヒーリングの概念やありようを，科学的な現象としてとらえておこうとするので，ヒューマンケアリングの科学として看護学を構築する際には，拡大し，進化する手法の組み合わせへと移行する傾向にあることが，図2-1に示されている。

現在と将来における看護科学の課題は，方法やパラダイムそれ自体を超えて，その人の世界観に基礎を置き，その世界観の枠内で世界と出来事を，深遠に異なった方法でとらえるようになることである。

要約すれば，広く受け入れられている現在の看護理論の世界観は，さ

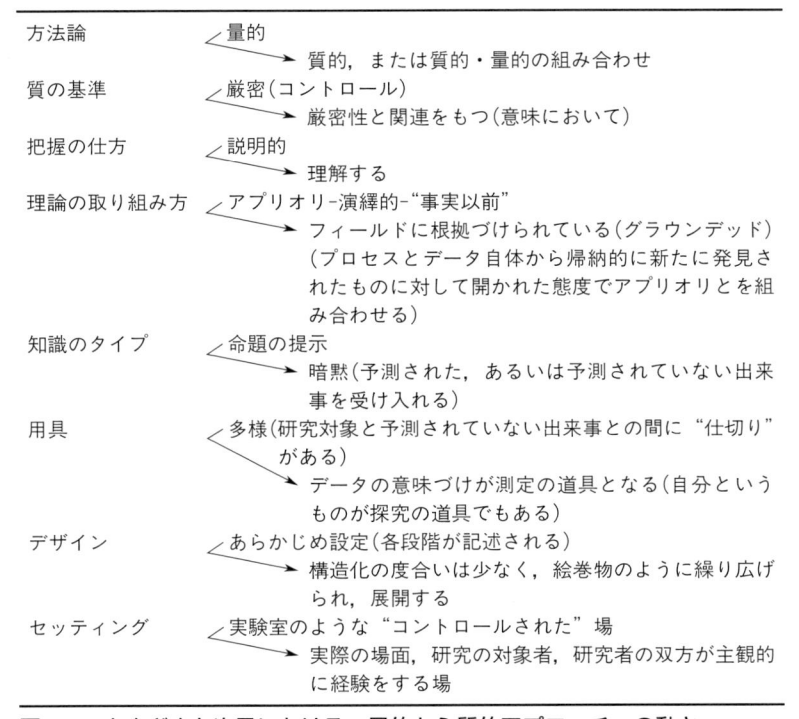

方法論	↙	量的
	↘	質的、または質的・量的の組み合わせ
質の基準	↙	厳密(コントロール)
	↘	厳密性と関連をもつ(意味において)
把握の仕方	↙	説明的
	↘	理解する
理論の取り組み方	↙	アプリオリ-演繹的-"事実以前"
	↘	フィールドに根拠づけられている(グラウンデッド)(プロセスとデータ自体から帰納的に新たに発見されたものに対して開かれた態度でアプリオリとを組み合わせる)
知識のタイプ	↙	命題の提示
	↘	暗黙(予測された、あるいは予測されていない出来事を受け入れる)
用具	↙	多様(研究対象と予測されていない出来事との間に"仕切り"がある)
	↘	データの意味づけが測定の道具となる(自分というものが探究の道具でもある)
デザイン	↙	あらかじめ設定(各段階が記述される)
	↘	構造化の度合いは少なく、絵巻物のように繰り広げられ、展開する
セッティング	↙	実験室のような"コントロールされた"場
	↘	実際の場面、研究の対象者、研究者の双方が主観的に経験をする場

図2-1 さまざまな次元における、量的から質的アプローチへの動き
Guba, E. G. & Lincoln, Y. S. (1981). Effective evaluation: Improving the usefulness of evaluation results through responsive and naturalistic approaches. San Francisco: Jossey-Bass. をもとに作成

らに宇宙的・形而上学的・存在論的・スピリチュアル・現象学的・帰納的・主観的・プロセス-パターン志向的・トランスパーソナル／超越的・エネルギー的・発展的になっている。看護師は世界を医学・自然科学的なものとは異なる見方で把握するために、看護理論家・看護研究者は探究にも異なった方法をとる。医学のパラダイムと看護学のパラダイムは、お互いに排他的ではなく、一つの連続体の別々の端にある。看護学は、重点を移して、現在のパラダイムを乗り越えようとしているので、看護師がヒューマンケアリングの科学としての看護学を把握するア

プローチとして，これまでとは別の視角をとることができる。

　存在論的・認識論的・倫理的・美的・方法論的・職業的実践に関わる重要な問いのうちあるものは，依然として，なおいっそうの探究が必要である。人間を，科学的もしくは医学的目的のための手段としてではなく，目的そのものとしてとらえ，探究を進めていくには，どのような条件があればよいのだろうか。人間性や生物学的な面その他が脅かされる場面では，どのような条件があればヒューマンケアリングを保持できるのだろうか。

　例えば，看護というのは，存在論的・道徳的・倫理的‐哲学的ジレンマのなかにある。つまり，第一に，看護と看護師は，個人が患者へと還元される状況に直面しているということ。第二に，患者が物理的な身体へと還元されることである。最終的には物理的身体は機械へと還元されてしまう。このようにして，全体としての人間が，対象という道徳的状態へと還元されるような臨床的な場に，私たちは直面し，実践するということになる。こうしたことが起きると，臨床家や科学者は，十全に機能している人間にはしないようなことを，胸を張って対象物として取り扱ってしまう。私たちが他の人にすることは，自分自身に対してすることと同じであるから，人を物とみなせば，自分も物とみなしてしまうことになる。現象のこうした対象化は，看護の価値観・遺産・志向・理論・専門分野としての視角にはまったく適合しない。

　看護が，社会に対する誓約を実現しようとするなら，またヒューマンケアリングを行うヒーリングの専門職であり続けようとするなら，看護の核心をなす価値観や専門分野としての基礎から，看護実践を検討し，一度立ち止まり，再評価しなくてはならない。さまざまなやり方や視点が，看護学と実践に影響を与え，方法を導く。こうすることで，研究方法が研究しようとする現象に適合しているかどうかを決めることができ，人間性を維持し，人の経験を軽視しない方法を順守することができる。一般的に，看護に関わる現象と看護のもつ人間科学的な視座はともに，経験に基づいた，質的で，文脈的な手法と合致している。看護学

が，理論と研究を通じて，ヒューマンケアリングの科学として発展し続けるならば，古いドグマを問い直し，既存のパラダイムを乗り越え，看護がもつ特質と人間的な現象へ科学の光を当て直し続けて行く必要がある。看護学者は，理解を深め，内的に人間に関わる新しいヒューマンケアリングの知識の理解を助ける別の方法論を探究する必要性に気づかなくてはならない。そうすることで，看護はヒューマンケアリングの科学への倫理的アプローチを維持・拡大するのに必要な新しい知識の獲得に貢献することができる。それと同時に，高度な研究に値するケアリング-ヒーリング-健康に学問的に関わる専門分野で，それ自体独立した実践を行う。そして，社会に貢献する経験的な努力を行い，アカデミックで科学的な集団のなかに，看護は位置を占めることができる。看護はそのような大きな可能性を秘めているのである。看護は倫理的で信頼に値すると，常に人々によって認められてきた。発展する看護科学・看護理論・看護の方法・実践は，今世紀，さらに将来にわたって，統合性と目標をもって存続し続けるという，人々のヴィジョンと希望に寄りそっていくことが求められている。

> 癒しは科学ではなく，
> 直観を働かせて希求するアートである。
> W.H. Auden, The Art of Healing

●引用文献

Benner, P., Sutphen, M., Leonard, V., & Day, L. (2010). *Educating nurses: A call for radical transformation. The Carnegie Report for the Advancement of Teaching.* San Francisco: Jossey-Bass.
Boykin, A., & Schoenhofer, S. (2001). *Nursing as caring: A model for transforming practice.* New York: National League for Nursing.
Chinn, P. (1983). Editorial. *Advances in Nursing Science, 5*(2), xi.
Cook, T., & Reichardt, C. (Eds.). (1979a). *Qualitative and quantitative method in evaluation research* (vol. 1, p. 10). Beverly Hills, CA: Sage.
Cook, T., & Reichardt, C. (Eds.). (1979b). *Qualitative and quantitative method in evaluation research* (vol. 1, pp. 9-18). Beverly Hills, CA: Sage.
Davis, A. (1978). The phenomenological approach in nursing research. In N. Chaska (Ed.), *The nursing profession: Views through the mist* (pp. 186-196). New York:

McGraw-Hill.
Donaldson, S. (1983). Let us not abandon the humanities. *Nursing Outlook, 31*, 40-43.
Downs, F. S. (1982). It's a great idea—But it won't work. *Nursing Research, 31*, 4.
Giorgi, A. (1970 a). *Psychology as a human science* (p. 20). New York: Harper & Row.
Giorgi, A. (1970 b). *Psychology as a human science* (pp. 40-56). New York: Harper & Row.
Goodrich, A. (1973). *The social and ethical significance of nursing*. New Haven, CT: Yale University School of Nursing. [Originally published 1915.]
Henderson, V. (1964). The nature of nursing. *American Journal of Nursing, 64*, 62-68.
Hills, M., & Watson, J. (2011). *Creating a caring science curriculum: An emancipatory pedagogy for nursing*. New York: Springer.
Johnson, R. (1975). *In quest of a new psychology* (pp. 18-19). New York: Human Sciences Press.
Koch, S. (1959). *Psychology: A study of science*. New York: McGraw-Hill.
Koch, S. (1969). Psychology cannot be a coherent science. *Psychology Today, 3*(4), 14, 64-68.
Kuhn, T. (1969, 1996). *The structure of scientific revolutions*. (3 rd ed.). Chicago: University of Chicago.
Laing, R. D. (1965). *The divided self*. Middlesex, England: Penguin Books.
Leininger, M. (Ed.). (1981). *Caring*. Thorofare, NJ: Charles B. Slack.
Levinas, E. (1969). *Totality and infinity*. Pittsburgh, PA: Duquesne University. (14 th printing, 2000).
Marton, F. (1978). *Describing conceptions of the world around us. Reports from the Institute of Education*. Goteborg, Sweden: University of Goteborg.
Marton, F., & Svensson, L. (1979). Conceptions in research in student learning. *Higher Education, 8*, 471-486.
Munhall, P. L. (1982). Nursing philosophy and nursing research: In apposition or opposition? *Nursing Research, 31*, 176-177.
Newman, M. (1979). *Theory development in nursing*. Philadelphia: F. A. Davis.
Newman, M., Sime, A. M., Corcoran-Perry, S. A. (1991). The focus of the discipline of nursing. *Advances in Nursing Science. 13*, 1-14.
Nightingale, F. (1860). *Notes on nursing: What it is and what it is not* (p. 355). New York: Appleton.
Nightingale, F. (1869). In B. M. Dossey, *Florence Nightingale: Mystic, visionary, healer*. (2000). Springerhouse, PA: Springhouse Corporation.
Parse, R. R. (1981). *Man-living health: A theory of nursing*. New York: Wiley.
Smith, M., & McCarthy, P. (2010). Disciplinary knowledge in nursing education: Going beyond the blueprints. *Nursing Outlook, 58*, 44-51.
Watson, J. (1979). *Nursing: The philosophy and science of caring* (pp. 205-215). Boston: Little, Brown.
Watson, J. (1981). Nursing's scientific quest. *Nursing Outlook, 29*(7), 413-416.
Watson, J. (1984). Reflections on new methodologies for study of human care. In M. Leininger (Ed.), *Qualitative methodologies in nursing*. New York: Grune & Stratton.
Watson, J. (1999). *Postmodern nursing and beyond*. Edinburgh, Scotland: Churchill Livingstone Saunders.
Watson, J. (2005). *Caring science as sacred science*. Philadelphia: F. A. Davis.
Watson, J. (2008). *Nursing: The philosophy and science of caring* (rev. ed.). Boulder, CO:

University Press of Colorado.
Watson, J. (2011). *Postmodern nursing and beyond*. New issue. Boulder, CO: Watson Caring Science Institute.
Watson, J., & Smith, M. (2002). Caring science and the science of unitary human beings. A transtheoretical discourse. *Journal of Advanced Nursing. 37* (5), 452-461.
Webster, G., Jacox, A., & Baldwin, B. (1981). Nursing theory and the ghost of the received view. In J. McCloskey & H. Grace (Eds.), *Current issues in nursing* (pp. 26-34). Boston: Blackwell Publishing.
Winstead-Fry, P. (1980). The scientific method and its impact on holistic health. *Advances in Nursing Science, 2*, 1-7.

●参考文献

Abdellah, F. G. (1969). The nature of nursing science. *Nursing Research, 18*, 390.
Alexandersson, C. (1981). Amadeo Giorgi's empirical phenomenology (publication no. 3). Swedish Council for Research in Humanities and Social Sciences, Department of Education, University of Goteborg, Sweden.
Chinn, P. (1983). Editorial. *Advances in Nursing Science, 5* (2), xi.
Cook, T., & Reichardt, C. (Eds.). (1979). *Qualitative and quantitative method in evaluation research* (Vol. 1). Beverly Hills, CA: Sage.
Davis, A. (1978). The phenomenological approach in nursing research. In N. Chaska (Ed.), *The nursing profession: Views through the mist*. New York: McGraw-Hill.
Dennis, N. (1982). New methods for research. Paper presented at Western Australian Institute of Technology, Western Australia, May.
Donaldson, S. (1983). Let us not abandon the humanities. *Nursing Outlook, 31*, 40-43.
Downs, F. S. (1982). It's a great idea—But it won't work. *Nursing Research, 31*, 4.
Flaskerud, J. N., & Halloran, E. (1980). Areas of agreement in nursing theory development. *Advances in Nursing Science, 3*, 1-7.
Gaylin, W. (1976). *Caring*. New York: Knopf.
Giorgi, A. (1970). *Psychology as a human science*. New York: Harper & Row.
Guba, E. G., & Lincoln, Y. S. (1982). Epistemological and methodological bases of naturalistic inquiry. *Educational Communication and Technology Journal, 30*, 233-252.
Hall, L. E. (1964). Nursing—What is it? *Canadian Nurse, 60*, 150-154.
Henderson, V. (1964). The nature of nursing. *American Journal of Nursing, 64*, 62-68.
Hyde, A. (1975-1977). *The phenomenon of caring* (vols. 10-12). American Nursing Foundation. Silver Springs, MD: ANF publication.
Johnson, D. (1978). State of art of theory development in nursing. In National League for Nursing (Ed.), *Theory development, What, why, and how*. New York: National League for Nursing.
Johnson, R. (1975). *In quest of a new psychology*. New York: Human Sciences Press.
King, I. (1971). *Toward a theory for nursing*. New York: Wiley.
Koch, S. (1969). Psychology cannot be a coherent science. *Psychology Today, 3*, 64, 66.
Koch, S. (Ed.). (1959). *Psychology: A study of science*. New York: McGraw-Hill.
Kreuter, F. R. (1957). What is good nursing care? *Nursing Outlook, 5*, 302-305.
Leininger, M. (1969). Conference on the nature of science in nursing. Introduction: Nature of science in nursing. *Nursing Research, 18*, 388-389.
Leininger, M. (1979). Foreword. In J. Watson (Ed.), *Nursing: The philosophy and science of caring*. Boston: Little, Brown.

Leininger, M. (Ed.). (1981). *Caring*. Thorofare, NJ: Charles B. Slack.
Levin, M. (1971). Holistic nursing. *Nursing Clinics of North America, 6*(2), 253-264.
Lincoln, Y. S., & Guba, E. G. (1984). *Understanding and doing naturalistic inquiry*. Beverly Hills, CA: Sage.
Marton, F. (1978). *Describing conceptions of the world around us. Reports from the Institute of Education*. Goteborg, Sweden: University of Goteborg.
Marton, F., & Svensson, L. (1979). Conceptions of research in student learning. *Higher Education, 8*, 471-486.
Mayerhoff, M. (1971). *On caring*. New York: Harper & Row.
McKay, R. (1979). Personal communication. Denver, CO: University of Colorado Health Sciences Center.
Munhall, P. L. (1982). Nursing philosophy and nursing research: In apposition or opposition? *Nursing Research, 31*, 176, 177, 181.
Murphy, J. (Ed.). (1971). *Theoretical issues in professional nursing*. New York: Appleton-Century-Crofts.
Newman, M. (1979). *Theory development in nursing*. Philadelphia: F. A. Davis.
Newman, M., Sime, A. M., & Corcoran-Perry, S. A. (1991). The focus of the discipline of nursing. *Advances in Nursing Science. 13*, 1-14.
Nightingale, F. (1860). *Notes on nursing: What it is and what it is not*. New York: Appleton.
Norris, C. M. (Ed.). (1969). *Proceedings, First Nursing Theory Conference*. Kansas City, KS: University of Kansas.
Oiler, C. (1982). The phenomenological approach in nursing research. *Nursing Research, 31*, 178, 181.
Omery, A. (1982). Phenomenology: A method for nursing research. *Advances in Nursing Science, 5*, 49-63.
Parse, R. R. (1981). *Man-living health: A theory of nursing*. New York: Wiley.
Paterson, J. D., & Zderak, L. Y. (1976). *Humanistic nursing*. New York: Wiley.
Peplau, H. (1952). *Interpersonal relations in nursing*. New York: Putnam.
Pickering, M. (1980). Introduction to qualitative research methodology. Paper presented at the meeting of the American Speech-Language and Hearing Association, Detroit, November.
Rist, R. C. (1977). On the relations among educational research paradigms: From disdain to detente. *Anthropology Educational Quarterly, 8*, 42-49.
Rogers, M. (1970). *Theoretical basis of nursing*. Philadelphia: F. A. Davis.
Spicker, S., & Gadow, S. (Eds.). (1980). *Nursing images and ideals*. New York: Springer.
Stevens, B. (1979). *Nursing theory*. Boston: Little, Brown.
Valle, R., & King, M. (1978). *Existential phenomenological alternatives for psychology*. New York: Oxford University Press.
Van Kaam, A. L. (1959). Phenomenological analysis: Exemplified by a study of the experience of being really understood. *Individual Psychology, 15*, 66-72.
Watson, J. (1979). *Nursing: The philosophy and science of caring*. Boston: Little, Brown.
Watson, J. (1981a). Nursing's scientific quest. *Nursing Outlook, 29*(7), 413-416.
Watson, J. (1981b). Professional identity crisis—Is nursing finally growing up? *American Journal of Nursing, 81*, 1488-1490.
Watson, J. (1984). Reflections on new methodologies for study of human care. In M. Leininger (Ed.), *Qualitative methodologies in nursing*. New York: Grune & Stratton.

Webster, G., Jacox, A., & Baldwin, B. (1981). Nursing theory and the ghost of the received view. In J. McClosky & H. Grace, (Eds.), *Current issues in nursing.* Boston: Blackwell.

Winstead-Fry, P. (1980). The scientific method and its impact on holistic health. *Advances in Nursing Science, 2*, 1-7.

Yura, K., & Torres, G. (1975). *Today's conceptual frameworks within baccalaureate nursing programs* (17-25). New York: National League of Nursing.

第3章
看護における
ヒューマンケアリング

> この千年紀を生き延びようとするのならば，ヒューマンケアリングの革命が必要だ。
>
> Alberta Perretti
> イタリアの哲学者，イタリア医療倫理憲章作成責任者
> ヒューマンケアに関するイタリア大会での討論より
> イタリア トリノ，2010年6月

> この宇宙船地球号の上で，人類が生き延び，広く栄えるかどうかは，ひとえに個人個人がひとつにまとまることにかかっているのであって，政治経済のシステムに左右されるのではない。人類は宇宙の創造物に値するのだろうかという，宇宙を射程に入れた問いかけがなされている。
>
> R. Buckminster Fuller
> コロラド大学で開催された世界問題の会議での講演より
> 1983年4月

> この世界の中で，属していること-存在していること-知ることと何かをなすこと-ケアリングをすること-ヒーリングすることに関わる仕事がもつ真理を探究しようとするならば，どうやって空虚で中身のないモデルを維持・存続させることができようか。
>
> Jean Watson(2005, p.67)

　今後，看護実践においては，ヒューマンケアリングの科学のアプローチを用いて医療に取り組む必要がある。看護という職業は，人間中心の臨床的実践の領域だけではなく，科学的理論的領域においても発展してきているので，看護師にとって新しいモデルが必要とされる。心と身体を分けることができないのと同じように，看護を学問の場で研鑽すると

き，臨床的実践と離して行われてはならない。看護学の教育・研究・実践の新しいモデルは，学者-実践者のモデルであって，どちらかだけのものではない。医療における新しい波も同様に，個人を対象とするアプローチをとる。そのアプローチは，個を尊重しつつ，各部分が統合された全体として個人をとらえるものである。質の高い看護と医療では，今日，人の機能的な統一体としての側面を尊重することが求められている。健康-不健康-ヒーリングに関わる現象は，広い考え方をもとに取り組まれなくてはならない。

　エコケアリングと同じように，看護は，個人・家族・集団に行われるヒューマンケアリングのプロセスに主な焦点を当てる。これは，人間同士のエコロジカルな結びつきが流動的な統一体をもつからというだけでなく，看護師に専門的知識や熱意，人間中心の価値観が必要とされるからであり，看護師が時間的にも空間的にも個人的・社会的・道徳的に関わる必要があるからである。

看護の明確化が求められる理由

　1930年代から40年代にかけ，ストレスに関連した不健康が米国社会に広まっていることが認識され始めた。それ以来，ストレスは心と身体，両方の不健康と関連づけられている。例えば，うつ病，全般性不安，アルコール依存症，薬物依存症，友人・家族・同僚との人間関係の崩壊などである。ストレスが解消されないと，高血圧，冠状動脈疾患，偏頭痛，緊張性頭痛，消化性潰瘍，腎臓病，喘息，時にはがんにさえなる。また，ストレスは，生産性の低下，欠勤の常習化，不幸感，自尊感情の低下，失敗感，無力感，入院，早世といったことにも関連する。不健康や健康-ウェルネスに関する問題は，伝染性の細菌に起因する病因論から，徐々にストレスに関連する病因論へと移行しているので，看護ケアは，緊急の一次予防と二次予防が中心になってきている。こうしたことはすべて，米国で急速に進んでいる医療関連法案の立法化や医療改

革によって複雑な様相を呈してきている。現在は，予防，未病状態や慢性疾患への対応という方向に動いており，最終的には，健康-ウェルネスに関する指導や施設内外，家庭や地域プログラムでのケアリング-ヒーリング実践のモデルを目指している。

　ストレスに関連する健康問題についての知識が増え，意識が高まるにつれて，ストレス管理・対処のメカニズム・ストレス軽減方法についての知識や技術も急速に進んでいる。最近は，内的状態・エネルギー医学・身体以外の現象・心と脳についての研究と成果は，"量子力学"への関心とともに，科学的・量子力学的に飛躍していることを物語っている。それは，物理的身体や心身医療についてのこれまでの見方を打ち砕き，全人的な医療・統合的な医療・医学と看護学の第三段階的思考へと移行している。このような方向への発展や世界観の移行は，看護師が従来もっていた役割に取り込まれ，役割の変革にも影響を与えている。人類は陽のエネルギーだけでは治らないことを認識し，陰による治癒の原型として，またメタファーとして，看護師／看護に移行している。それは同時に，聖なる科学，聖なる実践を通して，医療の中に心・スピリット・愛を復活させ，ヒューマンケアリングとヒーリングのアート性を表現するアーティストとして看護師に移行することでもある(Watson, 2005, 2011)。この移行によって，看護師は，"存在論的設計士"(Watson, 1999, 2011)となって，自己とシステムをケアリング-ヒーリングセンターへと，"治癒の拠点"(Quinn, 1992)へと変革するようになる。

　本書では，看護学を人間科学として，また形而上学的な見方でとらえており，看護の科学・ヒューマンケアリング-ヒーリングのプロセス・人間同士の環境的エコロジカルな関係をさらに展開し，考察しようとするものである。こうした見方は，現在主流となっている複雑な技術志向の医療システム(技術重視の患者ケア)において，次第に重要になってきている。

　誰もが気がついていることは，米国・カナダ・他の先進国における看護は，技術的・官僚的色彩を濃くしているという点である。歴史的に見

て，より柔軟で自律的であった地域医療における看護でさえ，管理的・監視的になってきている。このような現状において，現場の看護師は，人間味のない仕組みや施設からの指示によって混沌とした迷路の真っただ中で道を探し求め，気力をくじかれ，失望していることが多い。

"治療症候群"や，採算を度外視した治療技術の導入が激増してきている。このようなシステムのなかでは，拡大する技術的・官僚的要求を充足させるために，個人および集団のレベルでのヒューマンケアリングは次第に重視されなくなっており，実践の場面では，ケアリングの理念を保持することがだんだん難しくなっている(Ray, 1981)。施設も地域医療システムも，職業として行われるヒューマンケアリングにはふさわしくない方法で，組織され管理されている。従来の医療(不健康−治療)システムにおける一面的な見方のため，看護師や看護がもつケアリングの価値観が隠れてしまっている。さらに，テクノロジー・医療機器・管理の緻密化・管理業務・記録業務・システムの要求に応えるための人員操作などによって，看護師によるヒューマンケアリングの役割・機能についての考えが脅かされてきている。

ヒューマンケアリングを維持し推進させることは，看護自体にとって重要であるばかりでなく，看護の存続自体や，社会やシステム内での医療変革にとっても重要な課題である。社会においても，科学の世界においても，人間と人間性を全体的にとらえ尊重することが看護に求められている。このようなことを踏まえて，私は，看護学をヒューマンケアリングの科学と考え，看護におけるヒューマンケアリングのプロセスを，人間性重視の立場に立った・倫理的・哲学的・認識的行為であり，鍛えられた実践であるとみなし，この行為と実践によって人間性が保持されると考える。

ごく少数の看護学者が，看護職とその未来のために，学問的基盤を築き維持するために論議しているが，存在論・認識論・科学・倫理・方法論上の，時には形而上学的である重要な問いが探究されなくてはならない。同時に，探究課題として残っている問いは，宇宙における人間と人

間性に関する事柄であり，それがどのように規定あるいは相互規定されるかということに関して，世界観や出発点がどのようなものであるかということと関連している。

　さらに，どのような条件であれば，ある個人を，科学・医学・看護・病院の目的を達するための手段としてではなく，その人自体を目的として保持し，前進させていけるのか。どのような条件であれば，人間性や人の尊厳が脅かされている場面で，ヒューマンケアリングとヒーリングを維持し，向上させていけるのか。どのような条件であれば，生物学的・有機体的状態が脅かされている場面で，全体としての人間とヒューマンケアリングを統合し続けていけるのか。どのような看護の条件であれば，患者や看護師や現場の他職種者の人間性[原書注] が脅かされている場面で，人間性を全体的に向上させ保持していけるのか。

　ヒューマンケアリングの科学としての，またヒューマンケアリングとしての看護は，常に脅威にさらされており，もろい存在である。ヒューマンケアとケアリングは，看護師が個人的・社会的・道徳的・スピリチュアルに関わることを求めるだけではなく，自分自身にも他の人へも熱意をもってことに当たることを求めるので，看護は，社会のなかで人間性が保たれることを保障できる存在である。

　ケアを提供する人間として，ケアリングを実践する人間として，今，看護師である自分がどのような存在であるかは，将来，自分が他の人に対してどうあろうとするかに結びついているし，そうでなければならない。ヒューマンケアとケアリングの現在は，ケアの未来の姿をつくるとともに，時間的空間的なケアリングの存在論をも形づくるのである。

　それゆえに，看護におけるヒューマンケアリングは，単なる情緒・気づかい・心構え・人のために貢献したいという願望ではない。ケアリングは看護における道徳的理念であり，その目的は，人間の尊厳を守り，高め，維持することである(Gadow, 1984)。ヒューマンケアリングには

原書注：この部分は，Boulder のコロラド大学哲学部 Gary Stahl 教授の影響を受けている。

価値観・ケアへの意志と熱意・知識・ケアリング行為・それらによって生み出されるのである。ヒューマンケアリングはすべて，健康-不健康-ヒーリングに関わる状態への（人間と人間との）間主観的な対応と関連している。つまり健康-不健康について知ること・環境的-個人的な関係・看護師のケアリングのプロセスの意味・自己について知ることである。これは，自分がもっている力や，自分の長所と欠点の両方との関連で自分のありようを知ることである。

以下に Mayerhoff（1971，p.13）を引用しよう。

....

　ケアリングには知識は必要ないとか，誰かをケアリングすることは，例えば単に好意や温かい関心を示すことだけのように言われることがある。しかし，ケアするためには多くのことを知らなくてはならない。例えば，その人はどんな人か，その人がもっている力や限界はどこにあるのか，その人が求めていることは何か，その人の成長のためになることとは何かなどを知らなくてはいけない。そしてその人のニーズにどのように応えるか，自分自身の力や限界はどこにあるかを知らなくてはいけない。こうした知識は一般的であると同時に個別のものである。

....

　このように，ヒューマンケアリングは倫理的・存在論的・認識論的な行為であり，その行為が看護師と患者双方と，時間・空間のレベルを規定する。そのためには，真剣に研究し，よく考え，実行しなければならない。また，健康-不健康-ヒーリングを体験する際の，ヒューマンケアリングのプロセスや患者個人を理解し，新しい意義を発見する助けとなる新しい知識と新しい洞察を探究しなければならない。

　ヒューマンケアリングについて新しい知識や理解を探究することによって，ヒューマンケアリングの科学として看護学を発展させる。この

ための認識論的・倫理的・直観的・美的・科学的・方法論的条件を統括することである。さらにこうした世界観の移行や，看護における認識論的行為によって，ヒューマンケアリング-ヒーリングのプロセスのなかでともに働きかけ，ともに参加する者である看護師と患者あるいは個人の，それ自身が価値を有する目的であるという面に光を当てることができよう。それゆえに，人間性が脅かされている場面で，人間とケアリングを維持するのに必要な条件を形づくることができるのは，相互依存的で，間主観的で，人間同士のケアリング-ヒーリング関係のプロセスである。

●引用文献

Gadow, S. (1984). Existential advocacy as a form of caring: Technology, truth, and touch. Paper presented to the Research Seminar Series: The Development of Nursing as a Human Science. School of Nursing, University of Colorado Health Sciences Center, Denver, March.

Mayerhoff, M. (1971). *On caring.* New York: Harper & Row.（邦訳は田村　真，向野宣之訳〔1987〕．ケアの本質―生きることの意味．ゆみる出版）

Quinn, J. F. (1992). Holding sacred space: The nurse as healing environment. *Holistic Nursing Practice, 6*(4), 26-35.

Ray, M. (1981). A philosophical analysis of caring within nursing. In M. Leininger (Ed.), *Caring: An essential human need.* Thorofare, NJ: Charles B. Slack.

Watson, J. (1999). *Postmodern nursing and beyond.* Edinburgh, Scotland: Churchill Livingstone Saunders.

Watson, J. (2005). *Caring science as sacred science.* Philadelphia: F. A. Davis.

Watson, J. (2011). *Postmodern nursing and beyond* (rev. ed.). Boulder, CO: Watson Caring Science Institute.

●参考文献

Gadow, S. (1984). Existential advocacy as a form of caring: Technology, truth, and touch. Paper presented to the Research Seminar Series: The Development of Nursing as a Human Science. School of Nursing, University of Colorado Health Sciences Center, Denver, March.

Mayerhoff, M. (1971). *On caring.* New York: Harper & Row.

Ray, M. (1981). A philosophical analysis of caring within nursing. In M. Leininger (Ed.), *Caring: An essential human need.* Thorofare, NJ: Charles B. Slack.

第4章
ヒューマンケアリングの本質と看護におけるケアリングの価値

> ある文明が偉大かどうかは，物質的な豊かさを人間中心の価値観へと転換させ，ケアを行う社会として潜在力を十分発揮するという社会的・道徳的責任感をその社会が備えているかによって計られる。これが唯一のものさしである。
>
> The Right Honorable（栄誉ある権利）
> Norman Kirk ニュージーランド元首相の演説より

　本章では，看護学の領域において，ヒューマンケアリングの科学の基礎にある価値観がテーマである。ケアリングとノンケアリングの間にある二元的な性格を踏まえながら，ヒューマンケアリングの価値観に関する基本的な前提を提示しよう。

　看護においては，ヒューマンケアリングに価値があることがまず認められており，それが実際のケアリングの前提になっている。実践しなくてはならない仕事として，あるいは道徳的義務感として患者に対して行動がとれる看護師は，倫理的看護師である。しかしその看護師が患者を本当に気づかってケアをしていると言いきってしまうのは，必ずしも正しいとはいえない。ヒューマンケアとケアリングの価値には，より高い次元での自己精神が含まれているからだ。ケアリングには，人間の尊厳を守り，人間性を保持することを目指して道徳的に関わるという哲学が求められている。Gaut(1983)によれば，ケアリングという概念に関連する意味は大まかにいって次の3つに分けられる。それは個人がケアに関心をもち配慮すること，なんらかのレベルで個人が責任をもってケアを行うこと，そして個人がケアを尊重し，好きでそれに愛着をもつことである。

第4章 ヒューマンケアリングの本質と看護におけるケアリングの価値

　ケアリングの理念や価値というのは単にそこに存在することではなく，出発点であり，姿勢であり，態度であり，意識である。そしてその理念や価値はやがて意図的な関与や意志となり，愛や気づかいという意識をもって"見ること"，生きることとなり，具体的な行為や「そこに居ること」となって現れるのである。また，道徳的な理念として見たヒューマンケアリングは行為それ自体を超越し，看護師個人が行う具体的な行為をも超える。それだからこそ看護職は個人として，また集団として，ケアリングの総体的な行為を提供し，維持する役割があり，その行為は人類の文明に重要な成果をもたらすのである。

　行為に関する哲学にヒューマンケアリングの価値の本質的な部分が取り入れられてこそ，その成果が期待できるのである。Gaut（1983）はより踏み込んで，ケアを受ける人が良い状態であるかどうかだけが，その行為の善し悪しを判断するとしている。

　ケアリングの実際の具体的な行為は，そのような価値を超越し，さらに先に行くことがある。条件さえ整っていれば，ケアリングの価値や行為は，個人のレベルでもシステムのレベルでも，人から人へと伝播していくという考えがここに存在する。ケアリングの価値は，自己を乗り越えていこうとする創造的な看護師のなかに根付いている。Gaut（1983）は，ケアリングの必要十分条件として次のことを挙げている。

- ある人がケアを必要としていることに気づき，その必要性を認識していること
- 知識に基づいて行動を起こそうとすること
- ケアリングの結果生まれたプラスの変化。それはケアを受けた人が良い状態であるという点からのみ判断される。

　私は上記の他に，ケアへの意志に加えて，基礎となる価値観，意識の発展，志向性，自分自身および他の人をケアリングすることへの道徳的な関与が必要だと考える。

看護が社会のニーズにしっかりと応え，看護のルーツや初期の姿と同じ質で貢献するためには，看護教育と医療サービスを提供するシステムの双方の基礎に，人間中心の価値観を置き，人々の幸福に配慮しなくてはならない。実践・研究・理論におけるケアリングの成果は，ケアリングの倫理や，一人の人間全体や人類全体を尊重するという哲学的な志向を適切に教育できるかどうかにかかっている。それとともに，ケアを実践したり体験するなかでのケアの知識や技術にもかかっているのであるが，それらは専門職としての実践を志向するケアの科学に基づいていなくてはならない。現在，医療サービス提供システムのなかでは，バイオテクノロジーや科学技術，断片的な治療，官僚主義，経済的要請，そして非人格化などによって人間が脅かされ続け，それが拡大している。だからこそ，このシステムのなかで，ヒューマンケアリングの哲学や知識，実践を広げていかなくてはならない。
　看護職は，個人および社会の双方に対して倫理的・社会的責任をもっている。ヒューマンケアリングが脅かされているところで，それを守り，個人としても集団としても，ヒューマンケアリングの守り手とならなくてはならない。看護職は現在から将来にわたって，ヒューマンケアリングへの社会のニーズに対して第一線で貢献するのである。ヒューマンケアリングを維持すること，個人やシステムや社会において人間の尊厳と人間性を保つことを社会が求めているのに，看護がそれを達成できない場合は，看護職は人類に対する約束を守れず，専門職としての存在理由を厳しく問われることになる。
　以下は，看護におけるヒューマンケアリングの価値観に関連する前提である(Watson, 2008)。

1. ヒューマンケアリングと愛とは，最も普遍的で，最も神秘的で，最も圧倒的な規模の宇宙の力である。それらは遍く存在する原初の心的エネルギーからなる(de Chardin, 1967)。
2. この叡智やこうしたニーズは見過ごされることが多い。人々は愛

し合ったりケアリングをするなかで，お互いを必要としていることがわかっているにも関わらず，お互いに対してうまく振る舞わないことが多い。人間らしさを失わないようにするべきならば，そして愛情深く道徳的なコミュニティや文明へと発展する必要があるならば，我々はもっと互いにケアリングや愛をもたらすことで人間性を育み，文明として発展させ，共生していかなくてはならない(de Chardin, 1967)。

3. 看護はケアリングの専門職であるため，専門職としての実践における理念や倫理，哲学を維持する能力が，文明人としての人間的な発展と社会への看護の使命に影響を与える。ケアリングの倫理的信念を維持することが文明の人間的発展に影響を与え，看護の社会的貢献を決定する。

4. 出発点として，まず自分自身に対して，ケアリングに満ちた愛や許し，思いやり，慈悲をどのように与えることができるかを学ばなくてはならない。そうすることで他の人に真正のケアリング，優しさ，思いやり，愛を提供し，尊重することができるようになる(de Chardin, 1967; Watson, 2008)。

5. 看護は，人々と彼らの健康-不健康-ヒーリングに関わることに関して，常にヒューマンケアリングの姿勢をとってきた。

6. 知識に裏付けられ，情報に基づいた，倫理的なヒューマンケアリングは，専門職としての看護の価値観，責任，ふさわしい行動の本質をなす。これが中心的統合的源泉となって，看護職の社会に対する約束が守られ，その存続が保障されるのである(Leininger, 1981)。

7. ヒューマンケアリングは，個人のレベルでも集団のレベルでも，医療サービスを提供するシステムのなかでしだいに強調されなくなっている。しかし，システムが社会に対して倫理的かつ科学的に責任あるものとして存続していくのであれば，また看護がその社会的要請を達成する確かな職業として残っていく必要がある。

今こそ，ヒューマンケアリングを復活させなくてはならない。
8. 看護師や看護におけるケアリングの価値観は，これまで表に押し出されていなかったので，看護や社会において，ヒューマンケアリングの理念や信念を実践のなかで掲げることが難しくなっている。人類の歴史上かつてない，劇的で混沌とした変化のなかにあるこのポストモダン後の時代において，医学的・技術的・経済的・官僚的・管理社会の制度的制約が増大し，ヒューマンケアリングの役割は脅かされている。同時に，人間存在に対する負担や，個人や広く公衆にもたらす結果を考えずに，過激な処置や治療技術が激増している。
9. 倫理的・哲学的・認識的・臨床的に努力を行って，ヒューマンケアリングを維持し，向上させることは，現在も将来も看護にとって重要な課題である。
10. ヒューマンケアリングは，人と人との間においてのみ，最も効果的に示され，実践される。間主観的に人と人が関わるプロセスによって，人間らしさという誰もがもっている感覚が生かされる。つまり，相手に自分を重ね合わせ，相手に自分の人間性を映しだすことによって，人間らしさというのはどのようなことであるかを会得できる。しかし，ケアリングの意識は，時間も空間も物性をも超越し，人間性についての意識の深化に影響を与える(Watson, 2008, 2011)。
11. ヒューマンケアリングの価値観，知識や実践，理念を，ケアの理論や実践，教育，研究のなかで保持することによって，看護は人類と社会に対して社会的・道徳的・職業的・科学的に貢献することができる。

ケアリングとノンケアリング

ケアリングとノンケアリングの間にある二元的な性格に気づくことは

第4章 ヒューマンケアリングの本質と看護におけるケアリングの価値

重要である。ある場合にケアリングと呼ぶものは，他の場合にケアリングと呼ばれるものと同一でなくてはならない。看護を行う前には，到達しようとする理想を提示することになる。ケアリングとは，誰かがある瞬間にケアリングをしている時に成し得ることであり，ケアをしていない時に成し得ないものでなければならない。

また，対比という方法によってもケアリングにアプローチすることができる。社会(や看護)において，ケアリングをしている人(看護師)とケアリングをしていない人(看護師)の間にはなんらかの違いがある。ケアリングをしている人がもつ最も抽象的な特質は，ケアリングする相手をこの世に一人しかいない存在として対応し，相手の感情を感知して，その人を一般の人から区別するという点である。ケアリングをしていない人は，それとは対照的に，相手をかけがえのない存在として対応せず，相手の感情を感知せず，他の人とは際立って区別しない。

看護におけるケアリングについての初期の経験的な研究では，ケアリングはまさしく個人的な対応である上記のような見方を実証した。Watson ら(1979)は初期に，経験的なデータからケアリングを分類し，次のようなプロセスを示した。

- 一人の個人としての患者に対応すること
- 関心をもち，共感すること
- 一人の個人として看護師が患者に対応すること
- コミュニケーションを取っていくこと
- 特別な努力を払うこと

さらに，看護におけるケアリングについて，Watson(1983)が集めた異文化間のデータも上記を支持している。アングロサクソン系オーストラリア人とアボリジニ[訳注]そして台湾人を対象にした，ヒューマンケア

訳注：アボリジニ(Aborigine)はオーストラリアの先住民族。

リングについての研究でも，個人としての対応とケアリングとの関連は強いという結果が明らかにされた。

異文化間データには以下のようなものが含まれている。"看護師の存在感"（触れ合いを含む），ある期間にわたって，看護師から受ける物理的に"感じられる存在感"（例：ある期間にわたって体験を共有する），"看護師との感情の交流"（愛情の交流，悲しみや痛みの共有，人に感情を表出させる），看護師との"時間の共有"（フォローアップ訪問，立ち会い，訪問を含む）。これらはすべて，個人的なアプローチであり，特定の行動を起こしながら，ケアの意志や意図を伝える意識的行為である。

理論的にも経験的にも，ケアリングの概念は単に看護行動に関するカテゴリーや分類によって明らかにされるのではなく，理念や，看護とは何をするべきか，どのようであるべきかという方向性によって明らかにされる。一回一回のヒューマンケアリングの瞬間は，その時間と空間にだけ存在するのであり，二度と同じやり方でくり返すことはできない。ある瞬間に起きたことは，看護師と患者双方に影響を及ぼし，お互いの間に次の瞬間，何が起きるかを伝え合うことになる。

ケアリングとノンケアリングについての古典的な他の研究を，私は別の著作で報告したが，Halldorsdottir(1991)の研究は重要なので，ここで再度取り上げたい。患者の経験的な視点から見たケアリングや看護師-患者関係についての臨床的な研究では，ケアリングしないこと(uncaring)からケアリングすることへの一連の連続体を明らかにした。

ケアリングしないことは，次のように分類される。

- バイオセディック：生命を破壊する。つまり怒り，絶望を招き，幸福を減少させる。
- バイオスタティック：生命を抑制する。つまり患者は看護師を冷たいと感じ，厄介なものとして扱われたように感じる。
- バイオパッシブ：生命にとって可もなく，不可もない。つまり看護

師を冷淡で，自分に無関心であると感じる(ただ仕事をしているだけ)。

ケアリングは，次のように分類される。

- バイオアクティブ：生命を維持する。つまり古典的な看護師-患者関係に見られるもので，看護師は親切で自分に関心をもち，情を込めて患者に対応する
- バイオジェニック：人から人への最高レベルのケア。つまり看護師と患者の双方が活力を与え合う。

バイオセディックからバイオジェニックへと続く連続体は，看護師-患者の関係のすべてと関連しており，どのようなケアリングの場面においても，他者に対する知的・理論的・倫理的な指針となる。バイオジェニックなケアリングは，最高レベルの癒し，全体性，トランスパーソナルなケアの関係を表している。看護師と患者はその関係によって影響される。上記のHalldorsdottir(1991)を言いかえると，バイオジェニックなケアリングには愛に満ちた存在感や寛容な精神性，慈愛，思いやりがあるということである。真実の生命は外に向かって開かれ，心を込めて与えられ，敬意や思いやり，尊厳をもって受け入れられ，人と人との信頼できる関係をつくりだす。

こうした関係は生命そのものを源泉として，より高い次元でのケアリングやヒーリングへの道を開く。ケアリングについてのこうした哲学的で経験に基づくデータによって，現象をよりよく理解するためにケアリングとノンケアリングを対比する方法を手に入れることができる。

ケアリングのより深い倫理を理解すると，バイオセディックなケアリングとバイオスタティックなケアリングは非倫理的であると私は考える。我々はみな人間であるため，バイオパッシブなケアリングの例が存在することは認めるが，自分自身やシステム，あるいは社会に対してケ

アリングの文化を創造・持続するためには，バイオセディック，バイオスタティック，バイオパッシブな関わりを続けないよう自覚したほうがよい。

ワトソンの価値体系

　ヒューマンケアリングに関する理論について，ここに示した価値体系は，生命の精神的な次元やヒューマンケアリングのプロセス・成長・変化に関わる内的な力を認め，生命の不思議や神秘に深い敬意を払う価値観を含んでいる。ヒューマンケアリングには，個人と人間の生命，人間性への愛，父権主義的ではない価値観を尊重することが求められる。父権主義的ではない価値観とは，人の自立性，内的な叡智，選択の自由を重んじるものである。また，経験主体である個人の主観的-内的生命世界に価値を置き，患者も看護師も含めてある個人が自分の体験にとってもっている意味のなかで，どのように健康-不健康の状態を認識し経験しているかということを重視する。その際，状態や状況を超えて，その個人が意味を探究していることを尊重しなくてはならない。

　健康状態がどうであろうと，自分についての知識を高め，自分をコントロールできるようにし，自分をケアし，自分の内側から癒していくことに，看護師が手を添えることが強調される。看護師はヒューマンケアリング-ヒーリングの過程の「共同参加者」とみなされる。だからこそ看護師と患者との関係に大きな価値が置かれるのである。

　この価値体系として，ワトソンの10のケア因子（Watson, 1979），カリタスプロセス（Watson, 2008）がある。具体的には，人間らしい利他的行為，心に中心を置いた愛情に満ちた親切や冷静さの実践，自分自身と他者に対する感受性，生命と他者に対する愛と信頼などがある（表4-1）。

　この価値体系には，理論・教育・実践・科学において人間とヒューマンケアリングを再評価するという要求が基礎にあり，看護学を人間-宇

表4-1 ワトソンの10のケア因子（オリジナル）とカリタスプロセス

10のケア因子（オリジナル） (Watson, 1979)	カリタスプロセス (Watson, 2008)
1. 価値観の人間的-利他的システム	自己と他者に対する愛情-優しさ／共感と冷静さの実践
2. 信仰-希望をもてるようにする	心を込めてそこに存在していること；自分と他者が信念体系や主観的世界をもてるようにする
3. 自分自身と他者への感受性を磨く	自分自身のスピリチュアルな実践を磨く；自己を超えて真正のトランスパーソナルな存在へ
4. 助けること-信頼、ヒューマンケアの関係	愛情に満ちた信頼とケアリングの関係を維持する
5. プラスの感情もマイナスの感情も表出する	感情の表出を許容する；よく耳を傾け、"その人にとっての物語を理解する"
6. 創造的な問題解決のケアリングプロセス	自己というものを使いこなし、ケアリングプロセスを通して創造的な問題解決を探る；知ること／行動すること／であることというあらゆる方法を用いる；ヒューマンケアリング-ヒーリング過程と様態というアート性に関わる
7. トランスパーソナルな教育-学習	ケアリングという文脈での真の教育-学習；ケアを受ける人が基準とする枠組みに留まる；健康-ヒーリング-ウェルネス・コーチングモデルへと移行する
8. 支援的・保護的、および／あるいは修正的な精神的・身体的・社会的・スピリチュアルな環境	すべてのレベルで治癒環境を創造する；エネルギー・意識・全体性・美しさ・尊厳・平安について、身体的にも非身体的にも、行き届いた環境を整える
9. ニーズの支援	敬意をこめて、丁重に、基本的なニーズを支援する。聖なる実践として、他者の具現化された魂に触れることに、意図的なケアリング意識を持つ。他者の生命力／生命エネルギー／生命の神秘と手を携えて仕事をする
10. 実存的-現象学的-スピリチュアルな力	人生の苦難・死・苦しみ・痛み・喜び・生活の変化すべてについて、スピリチュアルな・神秘的な・未知で実存的な次元に心を開き、注意を払う；"奇跡はありうる"。これが知識基盤と臨床能力の前提とされる

Watson, J. (2008). Nursing. *The philosophy and science of caring*. (rev. ed.). Boulder, CO: University Press of Colorado. 許諾を得て掲載。University Press of Colorado

宙の関係を出発点に置くヒューマンケアの科学として発展させる根拠となる。このような視座によって，形而上学的な考察ができるようになり，それを論じることによって先に進むことができるのである。

●引用文献

de Chardin, T. (1967). *On love* (pp. 7-8). New York: Harper & Row.
Gaut, D. (1983). Development of a theoretically adequate description of caring. *Western Journal of Nursing Research, 5* (4), 313-324.
Halldorsdottir, S. (1991). Five basic modes of being with another. In D. A. Gaut & M. Leininger (Eds.), *Caring: The compassionate healer*. New York: National League for Nursing Press.
Leininger, M. (Ed.). (1981). *Caring: An essential human need*. Thorofare, NJ: Charles B. Slack.
Watson, J. (1979). *Nursing: The philosophy and science of caring* (pp. 9-10). Boston: Little, Brown.
Watson, J. (1983). Caring and loss-grieving experiences. New knowledge for nursing practice. Research presented at the American Nurses Association Clinical and Scientific Sessions. Denver, CO, November.
Watson, J. (2008). *Nursing. The philosophy and science of caring*. (rev. ed.). Boulder, CO: University Press of Colorado.
Watson, J. (2011). *Postmodern nursing and beyond* (rev. ed.). Boulder, CO: Watson Caring Science Institute.
Watson, J., Burckhardt, C., Brown, I., Bloch, D., & Hester, N. (1979). A model of caring. In the *American Nurses Association, Clinical and Scientific Sessions* (pp. 32-44). Editor ANA Kansas City, MO: American Nurses Association.

●参考文献

de Chardin, T. (1967). *On love* (pp. 7-8). New York: Harper & Row.
Gaut, D. (1983). Development of a theoretically adequate description of caring. *Western Journal of Nursing Research, 5* (4), 313-324.
Leininger, M. (Ed.). (1981). *Caring: An essential human need*. Thorofare, NJ: Charles B. Slack.
Watson, J. (1979). *Nursing: The philosophy and science of caring* (pp. 9-10). Boston: Little, Brown.
Watson, J. (1983). Caring and loss-grieving experiences. New knowledge for nursing practice. Research presented at the American Nurses Association Clinical and Scientific Sessions. Denver, CO, November.
Watson, J., Burckhardt, C., Brown, I., Bloch, D., & Hester, N. (1979). A model of caring. In the *American Nurses Association, Clinical and Scientific Sessions* (pp. 32-44). Editor ANA. Kansas City, MO: American Nurses Association.

第5章
看護と形而上学（メタフィジクス）

> さらにもう一つ必要とされているものがある。奇妙に聞こえるかもしれないが，形而上学そのものが求められているのである。…私とは何ものか。死とは何か——さらなる難問は，誕生とは何か。始まりとは。終わりとは。…それは重要なことなのか。
>
> Richard Taylor(1974, p.6)

　前章では，従来の医学の伝統から看護を見るのではなく，ヒューマンケアリングという，看護で受け継がれてきた伝統に沿った看護観を提示しようと試みた。こうした見方を発展させるには，人間とケアリングとをとらえなおす必要がある。本書で提案されている看護観は，これまでの看護観とは異なり，形而上学的な文脈のなかに看護を置くものである。従来の科学／医学モデルに合わせた一連の行動ではなく，スピリチュアルな次元を有する，人間同士のケアリングプロセスとしての看護を打ち立てるものとなろう。

　西洋の科学・心理学・さらに看護学でさえも，人間のスピリチュアルな側面にほとんど関わってこなかった。無視したり，病的だ・宗教色が強すぎる・抽象的すぎる・極端すぎる・物議をかもすというレッテルが貼られてきた。しかし，この時代の苦しみの大半は，スピリチュアルな空虚さから生まれているのだ。西洋文化も，人間と看護についての私たちの研究も，スピリチュアルな性格を排除してきた。しかしその代償は大きい(Tart, 1976)。

　形而上学的な文脈は，私が著述する際に重要であるばかりでなく，私が形而上学をどう考えているかということを明らかにすれば，読者は私

がもつ価値観や信条をより広い視野から見ることができよう。また，これらが私の考えや自分自身の考えとどうかみ合っているかを評価できるようになろう。こうすることによって，看護に携わる人は，学者であろうと，教師・研究者・現場の看護師の誰であろうと，一歩身を引いて，看護を，思いやりをもって人類に奉仕する，職業的・社会的・科学的な営みとして検証することができる。このようなものとして，看護とは何か，何を行い，何のために存在するのか，どのように社会に貢献できるのか，貢献すべきなのかを検討し，よく考えることが必要なのである。

　私の考えの出発点の先には，以下のような問いかけがある。看護とはどのようなものであるべきか。看護が正しい方向感覚を取り，適切な道徳的・社会的・科学的な貢献を果たせるようになるためには，どのような価値観・目標・ヴィジョンの変化が求められているのか。見方(lens)をどう変えなくてはならないか。どの視点を検証しなくてはならないか。これらのどれかは新しい出発点を必要としているのか。あるいはよく"見て"，よく"ある"ためには，もっと性能のよいレンズが必要なのか。もちろんこうした問いのすべてが，社会・環境・文化・政治・時間・空間・宇宙・秩序そのものというより広い文脈のなかに当てはまるのである。

　私の看護についての見方は，理想と関わっている。つまり，実際に今どうであるかということではなく，どのようであり得るかという可能性を見ているのである。しかし，看護の本質として存在しているものや看護の力が，まだ十分引き出されておらず，見過ごされていることが多いということは認識されている。

西洋の科学のなかでの形而上学の役割

　科学の歴史と哲学を通じて自然科学が隆盛してくるとともに，実証主義的還元主義者のアプローチが西洋の科学と医学を支配し，看護に影響を与えてきたことは，今日，多くの人が認識している。形而上学的な信

念を自分の思考に取りこんだ進歩的思想家らは，往々にして軽視されたり，拒否されたりしてきた。西洋の科学に実証主義が受け継がれてきたことと，医学が進歩したことによって，人間らしさというスピリチュアルな側面を取りこんだ東洋の思想は，看護にはあまり影響を与えてこなかった。しかし，東洋的な考えや東洋哲学は，19世紀や20世紀初頭の詩人や著述家が書いたもののなかにかなりよく見られる。そのなかには，Ralph Waldo Emerson, Henry David Thoreau, Walt Whitmanといった超越論を唱える人々がおり，William Jamesにもある程度見られる。Florence Nightingaleでさえも，自然が健康を回復し保持することを強調して，形而上学的な志向を示している。本質的に，看護師は善きものであり，愛を注ぐものである。"心を素直にひたむきに，神のみわざへと進みなさい"(Nightingale, 1860, p. 76)。Nightingaleはまた，看護はスピリチュアルな実践であるということを明確にした。草創期の看護史家は，ヒューマンケアリングこそが人類を存続させると断定することさえした(Dock & Stewart, 1920)。

近代の理論家のなかでは，C. G. Jungが東洋思想や東洋の宗教に大きく傾倒していたことは確かである。Jung(1968)は，自分の魂に向き合う人々について語っている。19世紀の著述家や詩人は"宇宙の意識"(Walt Whitmanがインドのヴェーダーンタ哲学から借用した言葉[Hall & Lindsay, 1978])を一瞥したが，西洋の思想家・科学者・看護師らがこうした考えに関心を示すようになったのは，ずっと最近になってからである。

医学は草創期には，医師はヒーラー(healer)や司祭であり，心・身体・魂が一つのものとしてケアされ，治療されるという統合的アプローチをとっていたが，科学主義の時代へと移行してきた。そこでは，心・身体・魂は分離され，各分野の専門家・医療専門職・テクノロジー・医学的処置が，人間の各部位を担当するのである。今では，人間の個体はさらに細分化され，魂は自己というナルシシズムに置き換えられるか，魂もナルシシズムもまとめて否定されるかのどちらかである。魂は，非

人格化された人工的な環境や先進技術や，ロボットによるなじみのない環境で，なじみのない者によって施されるバイオセディックでさえある治療処置によってさらにこなごなにされるのである。

　歴史を通して，人類の発展の流れのなかでは，身体について認識するよりも，心理的なあるいは精神面のプロセス，つまり発展する意識を認識することに，より時間を費やしている。歴史がくり返しているように，ものごとは革命的に変化するのではなく，徐々に発展し，循環して，らせん状に動いていく。例えば，心理学の比較的新しい概念である"自己"をとってみよう。自己という発想が生み出されたのは，18世紀後半から20世紀初頭の文学作品(Jane Austen, Henry James, William Jamesらの著作)である。しかし，自己という概念が心理学や社会学でより科学的に取り上げられたのは，後のことである。自己という概念に本格的に焦点を当てた最初の心理学者は，おそらく1950年代，60年代のAllportとMaslowであろう。心理学での人間性回復運動がこれに続き，Carl Rogers, Fritz Perlsらが実証した関連分野，エサレン運動などがある。これらはすべて，自己という感覚の覆いを取り外し，発見し，欠けた部分を取り戻し，復活させる試みであった。科学や哲学が発展するに伴って，自己をもつとは，また人間であるとはどういうことなのか，世界観が変化してきた。そして看護は，その変化を相携えつつ，健康な人・不健康な人のケアリングの第一義的な責任を担ってきた。どの程度看護師が患者をケアするのか，何がケアリングにとって大切な焦点かといったことは，変化し続けてきた。しかし，重要な点は引き継がれている。それは，看護師が人々をケアしてきたということである。

　本書で主張したいことは，人間-環境-宇宙の間主観的なプロセス・関係としてのケアリングは，看護の道徳的な次元での理想であるという点である。それゆえに，看護は尊厳を高め，人間性を保持するという社会的に重要な役割を担っている。実際，社会における看護の役割はヒューマンケアリングの基礎の上にあり，ヒューマンケアリングに道徳的な次

元で関わることを通じて看護は社会に貢献するのである。看護はまた，真剣な認識論的営為としてヒューマンケアリングを探究することで，人間科学や健康科学(health science)の分野で，人間的にも科学的にも重大な貢献をする。このような科学的な意識は長い時間かけて，ゆっくりと認識されてきているが，これからもさらに推し進められなくてはならない。とはいえ，ヒューマンケアリングとそれに関する理論・知識は今や重要な倫理的・哲学的・科学的探究とみなすことができる。さらに，科学主義が高まった1960年代に比べると，現在のほうが，道徳的形而上学的事柄に，社会も・アートも・文学も・科学も，自由に取り組めるようになってきている。今や，内的自己，内的資源，スピリチュアルな自己の認識，心・身体・魂を統合するニーズが，ユニタリ(unitary)な存在観，ユニタリな世界観と並んで，認められている。人間の発達に関する私たちの概念は，自己や自己実現という考えで留まるのではなく，スピリチュアルに目覚めることや，ユニタリな存在と心-身体-スピリット-魂-宇宙のつながりとの調和を追求することへと発展できるのである。

　皮肉なことだが，医学の分野では手ごたえのある確かな事実に依拠した科学技術が発達している時代である。しかし，社会の病，つまり心・身体・魂の不調和からくる苦しみを解決するためには，人間世界とは不可解で，はっきりとした形をとらず，哲学的・形而上学的で，時に神秘的でさえあるという感覚をもたざるをえなくなっている。

　これまでの経緯から，現在，看護は自分自身が進んでいくための指針として，形而上学的・道徳的理念を考えうる地点にいる。形而上学のアプローチは，人間であることがもつ高次元のスピリチュアルな感性を再評価し，その感性をヒューマンケアリングと結びつけるものである。看護が21世紀のヒューマンケアリングの科学として進歩していくにつれて，看護の科学はこうしたアプローチから恩恵を受けることができる。翻って看護によって，スピリチュアルな領域や，人として，科学者として導かれる場所について十全に理解することに，人間的に関心を寄せる

ことができるようになる。

　私は，自分の看護理論によって，心・身体・スピリット・魂に関する私の形而上学的な立場を明確にし，そしてこの問題についての出発点が看護やケアリングのプロセスについての私の概念をどう方向づけているかを理解してもらおうとしている。看護が直面している形而上学上の課題の複雑さを，読者が認識しているかどうかわからないが，ここでRichard Taylor の"Metaphysics"(1974)の第1章「形而上学の必要性」(pp.5-9)を引用して，その複雑さを示したい。この章が描き出す状況を知ることよって，看護師が，存在と認識についての複雑な事柄についての自分の見方を検討する際に，形而上学に代わるものがいかに多くあっても，形而上学そのものから逃れることが難しいということを学ぶことができる。この章はまた，形而上学の必要性を検討するのにも役立つ。それは，他者への対応の方向を決め，看護理論・看護実践・看護研究に影響を与えるのである。

形而上学の必要性

Richard Taylor

　なくても構わないものがたくさん存在する。そういったもののなかには，愚かな人々が全力を傾けて得ようとするものさえある。例えば，富などなくても人は生きていけるし，それでも幸せであり得る。職位も地位も権力もなしですませることはできるし，それでも幸せであり得るし，人間的である。同様に，こうしたものがなければ，もっと人間らしくもあり得るし，自然や神のようなものでもあり得る。実際，財産や権力，知名度などは無分別な人にとっては意味があるが，よく調べてみると，意味のない人生に意味を与える絶望的な試み以外の何ものでもない。黄金や，それでなければ，黄金に匹敵する新しい何かを貯め込むことで，人の価値は守られ，高められさえもするという，空しい考えを反映しているのだ。これがう

まくいかないと，こうした意味のないものを追求する気持ちは，何かをする必要があると反応することが多い。ただ静かに座っていることができる人は少ししかいない。さらに，静かに座って思索できる人はもっと少ない。無理やりぶらぶらした状態におかれそうになると，遠くに行くことを思案したり，買い物をしたり，遠い土地の写真を撮ろうとする。つまり，ただ何かをするということだ。行ったり来たりすることで，しばらくの間は時間をつぶせるだろう。こうして人生の大半をやり過ごすことができ，感覚器官にあれこれと目新しい刺激を与えることで，物事から気をそらすことができるだろう。古代の人々が謳ったように，おそらく人は理性をもつ動物であろう。しかし，人は論理的に考えることができ，冷静に観察することができ，思索できるという，比類のない能力をもっているという意味で理性的動物なのであって，それに人生の大半を費やしているわけではない。他の動物と同じように，果てしなく動き続けることへと駆り立てる，やむことない欲求と渇望をいまだにもっている。「人間の生とは動きである」という，アリストテレスの金言は確かに私たちの生き方にあてはまる。他の動物と共有している要素は実にはっきりしているが，他の動物と人間を分ける要素は明確ではない。アリストテレスは，論理的思考や冷静な観察，思索を神と関連付けている。アリストテレスが，知性を表現するために，最初に関心をもったのは死すべき者である人間ではない。興味深いことに，哲学や形而上学への愛に恵まれ，それゆえにその人々の幸せを神々の幸せになぞらえた，ほんの一握りの人々に例外的に関心をもった。

人間を愛すること，自然を愛すること

しかし，人がそれなしでは生きていけないものが存在する。これがなければ，少なくとも深い苦痛を味わったり，人の性格が傷つけられてしまうものがある。そのなかに，仲間からの愛や賞賛があ

る。こうしたものが得られない時，これを装った見せかけだけの似たもの，うわべだけの敬意，畏れ，時に恐怖を求める。驚くことには，こうしたまがいものの感情がよくみられ，それが人々の生に意味を与えるように見えさえする。あらゆる場面でこれを目にする。もちろんこれ自体に意味があるからではなく，人々が心の奥底で，こうしたものを通して満足することを空しく求めているからである。

　また別に，決して砕くことができない欲求，それが満たされなければ，ひどく傷つけられる欲求がある。それは自然への愛と自然のなかに自分が存在しているという感覚で，形而上学者はその存在を敏感に察知してきた。これがなければ，私たちは機械になってしまい，ただ時を刻んで，死が平安を与えてくれる慈悲深い終末に至るまで，砂を嚙むような日々を過ごす。その平安を私たち自身の力で見出すことは決してできない。子どもは，自分を他から切り離して，現実というものの中心として仮想し，すべての自然が自分を中心に回っており，あらゆるものを総べたがる。自然を愛する者は，自分の存在をこのように考えるつまらない見方をせず，始まりも終わりもない，現実の全体性をもつものとしての自分のアイデンティティに反応する。これによって，形而上学を理解することの難しさの一部が説明される。つまり，形而上学が大変難解なのではなく，誤った見方，つまり，子どものメンタリティで形而上学に取り組もうとするから難しいのだ。言い換えれば，自分を物事の中心にとらえ，自分以外のすべてがスピリットも魂もない空虚なものである出発点が問題なのである。このような態度では，プラトンや仏陀やスピノザを理解することはできない。

形而上学と叡智

　さらにもう一つ必要とされているものがある。奇妙に聞こえるかもしれないが，形而上学そのものが求められているのである。形而

上学があってはじめて，私たちは十全に理性的な人間として生きることができる。これは，世界についての科学的な知識が出し惜しみして与えてくれないものを，形而上学が与えることを約束しているということではない。形而上学は自由や神や不死といったものを与えてくれるわけではないし，合理的な希望も，こうしたものについての知識も与えてくれない。事実，形而上学では，いかなるものに関しても知識は授けられない。人が求めているものが知識それ自体であるならば，形而上学では見つからないのだから，経験科学に感謝したほうがよい。

では，形而上学は何をかなえてくれるのだろうか。形而上学そのものには何を授ける力があるのだろうか。この無限の世界が世界一の金持ちにも世界一の権力者にも与えることができないもので——事実，形而上学は，貧しい人や身分の低い人よりも，前者には与えるのを控えているように見えるのは何か。それは叡智である。神の領域に属する無限の叡智でもゆるぎない真実でもなく，人間や宇宙についての深い理解でもない。しかし，それはめったに得られない貴重な叡智なのである。

では，叡智のどこが優れているのか。私たちが抱いている深い渇望，つまり自由への渇望や，崇拝する神への渇望，物質がかなえてくれるもの以上の生への渇望を満たしてくれないのであれば，叡智にどんな価値があるのだろうか。なぜ叡智は求めがいがあるのだろうか。

消極的な点ではあるが，叡智は第一に，数知れない叡智の代替物から人を守ってくれる。こうした代替物は，絶えずつくり出され，だまされやすい人々に常に行きわたり，それを求める客には事欠かないので，驚くほど成功をおさめている。叡智は，キラキラ輝く宝石や安っぽいまがい物，安請け合い，独断的な考えや信念から人を守る。これらは足元に転がっている石ほどの価値しかない。自分たちの欲望を叶えてくれそうな見かけ倒しの代替物があれば，それが

75

第5章｜看護と形而上学（メタフィジクス）

ばかばかしく，病的で，破壊的なものであっても，愚かな人々は少しそそられただけで手を伸ばす。その欲望というのは，さもしい物欲と他人と張り合おうとする競争心でがんじがらめにされた脳がつくり出したものである。心の奥底にある，愛されたいという欲求についてはすでに述べたが，この欲求に反応して，キリスト教を布教する熱心な伝道師が，誠実味もなく，軽々しく発する言葉，例えば"キリストはあなた方を愛しているのです"といった語句だけで，自分に変化が起きたように感じる人は多い。このような甘言を簡単に信じ込むと，無批判に確かな真理が語られていると受け止めてしまう。実は，どんな手段でもいいから，ただ満足させられることを求めているにすぎない。多くの人々が，死に対する不安や避けがたい事実から，それを実際に感じる前に，自在に逃れることができる。こうした慰めを求めているので，古代の偉人の文章や聖なる書物，演説巧みな説教者の熱弁などに書き残されている約束の言葉を思い出すだけで事足りる。このように，信仰心の篤い宗教がすべてのものを歪め，世界を逆さまにし，安っぽい形而上学として，貧しい人にではなく，貧困なスピリットしかもたず，叡智を欠き，なかには物質的な栄華に浴している人の役に立っている。このような宗教は，空っぽの言葉を思考にすり替えるもので，形而上学的な心をもった宗教ではないし，また，神や自然を第一に愛し，次にその反映としての自分を愛する人々の宗教でもない。

　懐疑的な心をもつために，宗教心が高められていない場合は，イデオロギーが宗教に代わって欲求を満足させることがある。このように，形而上学的な質問に対するどんな答えも，ただ大邸宅の飾りにすぎないような，砂の城や白昼夢のなかで生きている人が多い。これらはすべて，自分たちの頭のなかで創り出されたものであり，悪くすると彼らの欲求の産物である。つまり，幻以外の何ものでもない空虚な夢なのだ。こうした夢は形而上学ではなく，その代替物である。これは，どんなに見かけ倒しであっても，代替物さえ与え

られれば，形而上学なしで生きていけることを示しているが，これこそ形而上学が心の奥底で必要とされていることの証拠でもある。

　私とは何ものか。この世界とは何であり，なぜこのような様態であるのか。なぜ，月のように荒涼とした，不毛の，生きていくことができない，無益な存在ではないのか。どのような様態でありうるのか。この頭脳とは何であるのか。考えているのは頭脳なのか。そしてこの渇望や意志はどこから生まれるのか。これらは自由なのだろうか。それは私とともに消え去るのかどうか。永遠に存続するのだろうか。死とは何か。さらなる難問は，誕生とは何か。始まりとは。終わりとは。生とは時計仕掛けのように規則的なのか。世界はいかなる代替物も提示しないのか。もしそうなら，それは重要なことなのか。神々が何ものかとして，神々について何を考えることができるだろうか。神々は存在するのか。それとも自然がそれ自体の，そして私の創造主なのか。生も死も，聖なるものも現世のものも，天国も地獄も，すべてを創造したのか。

　こうしたことへの答えは出ていない。答えは決して出ないだろう。人間の頭脳によって，科学によって，哲学や形而上学の書物から答えを探ろうとするのは，的外れである。しかしそうは言っても，頭脳をもつ人は誰でも，学問のある人も愚かな人も，子どもも大人も，世界を「不思議」だと感じる人は，答えを探し求めるだろう。うまく作られた間違った答えはたくさんある。答えを知っていると言ったり，宗教的な体験で，あるいは"聖なる"者が書いた秘伝の書で，またオカルトのなかで答えを"見つけた"，と言ってはばからない人がいるのはいつものことである。しかし，彼らは何も見つけてはいない。彼らに何がわかったかといえば，問い続けたいという欲求が消えたことであり，答えがどんなものかということへの畏れが消えたことである。言い換えれば，彼らが見つけたのは，無知から生み出された慰めである。

　依然として形而上学は求められ続け，誰もそれを振り払うことは

第5章 看護と形而上学（メタフィジクス）

できない。だが，常に，形而上学は避けられている。形而上学の道が生やさしいものではなく，その最終地にはっきりとした宝があるとは限らないからだ。そこで，形而上学に似たみすぼらしいものが好んで選ばれているのだ。なぜなら，それは対価なしにすべてを提供してくれるからだ。私たちをほかの創造物から切り離し，個々の不滅と，運命を自由に創造する意志を保障する，崇拝する対象であるどこかの神が，それである。

人は常に形而上学に代わるものを選ぼうとする。形而上学を求める思いは容易になくならないので，安っぽいものでも，不合理なものでも，代替品として何でも受け入れるのだ。しかし，人が無知の奈落に置かれたままでいる時も，知識のひとかけらも手渡されていない時も，より良き何かを約束することを断固として拒絶し，ただそれだけでもちこたえるに値するものを与えてくれるのは，形而上学なのである。形而上学が叡智を約束する。叡智は時に無知と不可分であるが，その栄光は借り物ではなく，きらびやかではあるが利己的な私たちの期待の反映ではなく，そのものから発せられる真正のものである。

....

本書は看護における人間とヒューマンケアリングに焦点を置いているので，形而上学的な響きがあるのは避けがたい。専門分野の主な主題が人間・生・死といったものや，健康・不健康・ヒューマンケアリングのプロセスといった抽象的な観念と結びついている場合，経験科学や生を，物理的-身体的-唯物論的な見方に厳密に絞って考えることは，不可能である。

より広く，深く考え，説明し，意味づけることや，知識・事実・外的な事象を超えた叡智をもまた，人は求めている。したがって，人は自分の形而上学的信念に真っすぐに向き合う必要がある。深遠な人間的活動として看護を考えようとする際，私の考えの土台には，人間の生がある

のだ。

●引用文献

Dock, L., & Stewart, I. M. (1920). *A short history of nursing* (vol. 1). New York: Putnam.
Hall, C. S., & Lindsay, G. (1978). *Theories of personality* (3 rd ed., p. 351). New York: Wiley.
Jung, C. G. (1968). Psychology and alchemy. In H. Read, M. Fordham, & G. Adler (Eds.), *Collected works of C. G. Jung* (vol. 12, pp. 99-101). Princeton, NJ: Princeton University Press.
Nightingale, F. (1860). *Notes on nursing: What it is and what it is not* (pp. 135-136). New York: Appleton.
Tart, C. (Ed.). (1976). *Transpersonal psychologies*. New York: Harper & Row.
Taylor, R. (1974). *Metaphysics* (2 nd ed., pp. 5-9). Englewood Cliffs, NJ: Prentice-Hall.

●参考文献

Dock, L., & Stewart, I. M. (1920). *A short history of nursing* (vol. 1). New York: Putnam.
Hall, C. S., & Lindsay, G. (1978). *Theories of personality* (3 rd ed.). New York: Wiley.
Jung, C. G. (1968). Psychology and alchemy. In H. Read, M. Fordham, & G. Adler (Eds.), *Collected works of C. G. Jung* (vol. 12). Princeton, NJ: Princeton University Press.
Nightingale, F. (1860). *Notes on nursing: What it is and what it is not*. New York: Appleton.
Tart, C. (Ed.). (1976). *Transpersonal psychologies*. New York: Harper & Row.
Taylor, R. (1974). *Metaphysics* (2 nd ed.). Englewood Cliffs, NJ: Prentice-Hall.

第6章
看護の主題としての
ヒューマンライフ

> 神秘に包まれたものこそ，私たちが経験できる最も美しいものであり，あらゆる真のアートとサイエンスの源泉である。
>
> 著者不明

基本となる信念

　ヒューマンケアリングに関する私の理論は，個人というもののありようと人間という実存についての見方から始まり，その理論自体，形而上学的である。人間の実存において本質的な事柄とは，人間はこれまで自然を超越してきたということ，とはいえ，人間は自然の一部であるということである。人間は心(mind)を用いて，実存における意味を見い出し，調和を図ることによって，より高次の意識レベルへと進むことができる。

　人間の生と個人というものについての私の理解は，人の魂(soul)は身体という入れ物を所有しており，身体は客観的な時間や空間による制限を受けない，という考えと結びついている。経験をする個人の「生きられる世界」は，時間と空間の外的および内的諸観念によって区別はされないが，独自の時間と空間を形づくっており，それは直線的な流れに束縛されていない。個人というもののありようについての考えは，「今ここで」というものを超越し，人には過去・現在・未来に同時に共存する

力がある。こうした見方をすることで、人間の魂（スピリットあるいは高次の自己）を、ある時点でのある個人の物理的・精神的・感情的実存よりも大きな存在として捉え、大いに敬意を払い、配慮し、畏れるようになるのである。ある個人のスピリット（spirit），あるいは集合体的な人間性のなかにある個々のスピリットは、人類という高次の感覚を維持しながら、これからもずっと存在し続けていくだろう。身体は、殺されたり、自殺したり、病気に冒されたり、老衰によって滅びるが、魂やスピリットは生き続ける。とはいうものの、魂は未発達で、眠っており、目覚めさせなくてはならない。

　Jung（1968, p.99）[訳注]は次のように述べている。

　　人というものは、自分の魂と向き合うことを避けるためには、どんなにばかばかしいことでもする。ヨガの修行をしたり、厳格な食事療法をしたり、瞑想・直観によって神智学を学ぼうとしたり、世界中の書物にある神秘的な文言をオウム返しにくり返したりもする。こうしたことはすべて、人が自分自身と折り合いをつけることができないからであり、有益なものは自分の魂から現れるということを全く信じていないからである。

　人は魂をもっているという信念は、深い敬意・尊厳・神秘・畏敬の念をもって、崇拝すべきものとみなされるべきである。というのも、それは無限に外へと広がる時空における、現在も進行中の未知の旅だからである。魂は、私たちが現に知っており、過去・現在・未来の時点で知りえる身体的な生よりも、広大で、偉大で、力強い何ものかのために存在

訳注：Jung, C. G.（1968）／池田紘一，鎌田道生訳．心理学と錬金術Ⅰ（2006）．心理学と錬金術Ⅱ（1976）．人文書院

している。

　ここで用いられている魂という概念は，霊魂(geist)・スピリット・内的自己・人の本質を指し，無限の宇宙の高邁な源と結びついており，深く自分を意識する感覚・高次の意識・内的な強さ，そして能力を広げ，いつもの自己を超越できる力と結びついている。高次の意識という感覚や内的自己に重きを置くことによって，直観を働かせてものごとを把握できる力が磨かれ，不可思議で，神秘的で，奇跡的な経験・思考形態・感情・行動を認めることもできるようになる。私たちは人生のどこかでこうしたものに出会っているのであるが，合理的で科学的な文化によって壁を作ってしまっているのである。"魂""内的自己""スピリチュアルな自己""霊魂"といった言葉はすべて同じ現象を指し，相互に交換して使うことができる。

　人は，心の働きや想像力，感情の働きにおいても，同様の方法で時空を超越することができる。私たちの身体は，物理的にはある場所や状況に存在しているのであるが，心やそれにまつわる感情はどこか他のところにあるのかもしれない。

　例えば，私には身体があるが，私は単なる身体ではない。私には感情や思考があるが，私は感情や思考ではない。私たちは身体や，感情的・心的経験を超えて存在しているのである。私たちの真の自己，高次の自己，トランスパーソナルな自己はそれらを超えている。トランスパーソナルな視野をもつことによって，物理的自己を超え，魂の静謐な深みに到達することができる。それは次から次へと襲ってくる経験の嵐の伏流下にあり，永遠不滅と結びついており，Whitehead が言う"**不滅の瞬間**(eternal moment)"である(Watson, 2011)。

　ヒューマンライフについての見方の基礎にある前提は，私たち一人ひとりは壮大なスピリチュアルな存在である。しかし，そのようなものとして十分には育まれておらず，物理的・物質的な存在へと還元されることが多かったということである。とはいうものの，人間としての苦境は，外側に広がる物理的世界よりも，人の生きられた，経験された内的

な世界と関連していることを，私たちは理性的にも直観的にも知っている。自己というものがスピリチュアルな存在であることに気づくことによって，無限の可能性が開かれるのである。

　これまで詩人や賢者，哲学者は，生命や生活についてのスピリチュアルな側面について語ってきた。そして，自己を知ること，自己に敬意を払うこと，自己を統御すること，そして時には自己を治癒することさえが，内的なスピリチュアルな自己からもたらされると主張してきた。つまり自己のヒーリングは，スピリットと生の源泉のなかに生きているという奇跡を通じて，人と生の源泉を結びつけている内的なプロセスから生じるというのである。人を宇宙の源と結びつけているスピリチュアルな自己と内的力という考えに立って，私たち・人間・存在・生・世界・宇宙を捉えるためには，これまでとは違った出発点が必要である。心と身体を分けて考える西洋の世界では，超越という思想はかなり疎遠なものである。しかし，古代文明・哲学者・詩人は，自己の超越・高次の意識・Emersonのいう大霊・スピリチュアルな経験・奇跡・神秘的経験などについて，長い間，信じ，実践し，記述してきた。

　真に人間が成長する際に，また生そのものという無限野との関係性についての意識を発展させる際に，超越という思想を選択することができる。この思想によって，高次の人間性へと向上し，偉大なスピリチュアルな深みへと発展する機会が得られる。この思想に内在する見方によって，人は内面へと目を向けることができ，自分についても他の人についても，敬意と尊厳をもって，スピリチュアルな存在として接し，自己と文明をスピリチュアルに発展させていくことができるのである。

ライフ（生）

　ここにおけるヒューマンライフとは，スピリチュアルに・内的に・感情的に・物理的にユニタリ（unitary）な存在として世界に存在していること，と定義される。ただし，人が自己を満たすことができるのは，人

間の実存の具体的な意味を満たすことができる範囲内である。ここでいう，実存が満たすべき意味とは，自己を超えたなにものかであって，自己そのものではない。ここでは，科学的見方と研究に，人類の高潔さに関する深遠な哲学を組みこむアプローチが取られている。この哲学は，形而上学に忠実に添いながら，美学的な感覚を伴い，スピリチュアルに成長することで，宇宙についての意識をより高めるのである。

　生と個人のありようについての，こうした価値観と信念があるおかげで，人間の感情・心・主体の内面において生きられる世界を通して，自己についての高次の感覚に容易に近づくことができるようになる。また，Nightingale以来，治癒は自然から生じ，内面のプロセスであって，外側のプロセスではないという考えが引き継がれてきている。

　ヒューマンライフに関する自分の価値観や見方を明確にすることは，看護学の理論を構築する際に有用である。なぜなら，根底にある価値観や信念は，看護学やヒューマンケアリングのプロセス，その他の理論の構成要素に方向性と意味を与えるからである。看護師と患者との間で進められるヒューマンケアリングのプロセスは，繊細でかけがえがなく，大切に扱うべき賜物である。ヒューマンケアリングが行われているその瞬間瞬間や連なりによって，人間同士の一体感と人間の触れ合いを築き上げることができる。つまりある人の全体としての存在は，生きられるある瞬間における，全体としての相手の存在とかみ合うのであるのだが，それは物理的存在としてだけでなくスピリットを含む全体なのである。私たちは，ふつう，これまでの看護師と患者との関係で世界を眺めるので，現在という時を共有することで，時間と空間，そして物理的な具体的な世界を超越する可能性が出てくるのである。

　看護師も患者もそれぞれ，自分だけが知覚し，経験した"原因としての過去（causal past）"[原書注]を現在という瞬間に組み入れる。経験の真っ

原書注：これは，Whitehead（1967）が用いた言葉で，誰にでも共通にみられる現象でありながら，各人独自の過去の経験と事象で，それぞれが現在の瞬間へと組み入れたものである。"原因としての過去"（現在を規定する）と現在的直接性は，未来に影響を及ぼす可能性がある。

ただ中の"今"という瞬間と,"原因としての過去"とが一体となって,その人の未来を方向づける。過去・現在・未来という「時」の3つの次元はすべて,人が経験している生きられる内的な世界のなかで作動し得るものであり,実際に通常は作動している。何かを経験をしている時だけでなく,眠っている時や夢を見ている時,空想にふけっている時でも,内省したり,創造的想像力を働かせたり,深く考えたり,映像を心に描いたり,自己を投影することで,人間の内的な世界は,過去・現在・未来を超越することができる。そのなかには,無意識だけでなく,まだよく知られていなかったり,探求が不十分な,超意識のプロセスも含まれている。

不健康（illness）

不健康は,必ずしも疾患とは限らない。不健康とは,主観的に不安定な状態であったり,個人の内的自己であったり,あるレベルでの魂の内部での不調和,もしくはその人との不調和である。ある人の"I"すなわち「私は」という形でとらえられる主体としての「私」と,その人の"me"すなわち「私を」という形でとらえられる客体としての「私」が分離しているような状況では,自己は,自己もしくはその人の魂から分離している。不健康は,知覚された自己と経験された自己のずれのような,その人の内部で感じられるずれを含んでいる。

内面の魂がかき乱されると,不健康になり,不健康になると疾患が生まれる。例えば,発達上の葛藤・内面の苦しみ・罪の意識・自責感・絶望・喪失感・悲哀といった具体的な経験,そして一般的かつ具体的なストレスは不健康をもたらし,疾患へと至る。わけのわからないこともまた不健康をもたらす。わけのわからないものはただ経験によってのみわかるようになり,意味を見出すために内面を探求する必要があることもある。疾患は,遺伝的で体質的な弱さが原因となることもあり,不調和が生まれた時に表に現れる。翻って,疾患そのものからも不調和は拡大

する。

　不健康をこのように見ることで，疾患や不健康が治療されることもあるが，治癒されることはない。治癒は内的なプロセスであり，Janet Quinn が「正しい関係にあるもの」と規定したものである (Quinn, 1992)。同様に，人・健康・不健康・生をこのように捉えると，人は治療されるのではなく，死にゆくプロセスを経験することで治癒されるといえる。それによって人は，究極の治癒としての死ぬことと"正しい関係"をもつことができよう。

健康(health)

　健康とは主観的な経験である。健康は，身体-心-スピリットが統一され，調和している状態を指す。健康はまた，知覚された自己と経験された自己とが，どの程度一致しているかということと関連している。

　健康についてのこうした見方は，物理的・社会的・美的・道徳的領域における個人のありよう全体に光を当てるのであって，人間の行動や生理のある面だけに焦点を当てるのではない。こうした見方は，健康が最高善であるという考え方を表している (Smith, 1983)。

　以上を要約すると，

　I＝Me であれば，健康(自己と世界が調和し，'正しい関係' にあり，広がっていく多様性に対して開かれている)

　I≠Me であれば，不健康(程度に違いがあり人にもよるが，広がっていく多様性に対してあまり開かれていない)

　I≠Me が一定期間続くと，疾患になる。

目標

　看護学の目標は，多様性を広げながら，調和の度合いを高めることで，自己を知り，自己に敬意を払い，自己を統御し，自己を治癒するプ

ロセスをつくり出す手助けをすることである。人間同士がケアリングを進めていくことで，またスピリットとスピリットのケアリングのやりとりを重ねていくことで，この目標は追求される。こうした過程は個人の主観的内的世界に応えるもので，看護師は患者が自分の実存・不調和・苦悩・不安のなかに意味を見い出すよう手助けをし，看護師は，健康-不健康にまつわる意思決定に関して自己を統御し，選択し，自己を知り，情報を得た上で自分で決定するよう働きかける。

　看護学は，人間と科学についての価値観・前提・倫理・哲学的志向・目標・方法を打ち立てることで，ヒューマンケアリングの科学に貢献することができるのである。その際，以下のものを統合し一体化しようと探究する。

- 人間の心-身体-魂を，不可分の全体として統合する（身体を各部の集合とする見方とは対照的に）
- 現実と空想
- 事実と意味
- 客体的世界と主観的世界
- 外的事象と内的事象
- 疾患と不健康と健康
- 物理的領域と形而上学的領域

　社会は，ケアリングに関わる専門職，特に看護を必要としている。それは，テクノロジー・科学主義・孤独・めまぐるしい変化・ストレスの時代，つまり道徳的・倫理的叡智を失ったこの時代に，人間性を保持し，人の心と魂を育むことで，人間性に貢献するためである。

　看護に関するこの独特の理論は形而上学的である。この理論において，看護学において急激に現れてきた実存主義的現象学的アプローチ（例えば，Paterson, Zderad, Parse, Taddy をはじめ，Rogers, Newman, King 他）を超えて，高次の抽象化のレベルへと，また個人

のありようについての高次の感覚へと進むことができる。この高次の感覚は，魂という概念と超越とを一体化する。人間の魂という概念は目新しいものでもなく，独創的なものでもない。しかし，それを理論に組み込むということに独自性がある。心理学と看護学のなかで，人間の魂に最も近い概念は，自己・内的自己・I・me・自己実現といったものである。看護学の理論が魂という概念を認識し，取り入れるのは大胆な試みである。こうした新しい立場を，今や看護は自由に取ることができる位置にある。この新しい概念は従来の医学モデルから離脱したものであり，また科学的な時代を反映している。科学の歴史と哲学が発展したために，以前は受け入れられなかった形而上学的な見方が今では注目されるようになってきたのである。

　ヒューマンライフについての基本的な信念によって，私の看護学の理論に基礎が与えられるだけでなく，ヒューマンケアリングに関与する連携および関係(connections and relations)と看護学の目標を統合することができる。また，理論の主題や，主題をとらえる視座，そして眼前にある人間−宇宙に関する現象を説明し，"見る"アプローチに影響を与えている。

基本的な前提

1. 一個の人間の意識と感情はその人の魂への窓である。看護ケアは，物理的で客観的で，実際的で，手続きに関わっているものであるが，最も高度なレベルでの看護はそれ以上のものである。つまり，看護師がヒューマンケアリングとして応じることや，ヒューマンケアリングにおいてやりとりをすること，患者との関係のなかに存在することは，時間や空間に縛られている物理的・物質的世界を超越するのである。そして，スピリットに満たされた主観的世界と触れ合うことによって，内的自己や，自己についての高次の感覚に至る道が開かれるのである。そこで，私たちは，一生かけて，意識を高いレベルへと発展させていくことがで

きる。ここで問いを投げかけてみよう。最も高いレベルの意識とは何か。愛ではないのか。神は愛なのだから，私たちはもっと愛に満ちて，それゆえ，神のようになるよう進化しないのだろうか。

2. 一個の人間の身体は時間や空間に縛られているが，心や魂は物理的宇宙に縛られていない。心や魂についての高次の感覚は時間や空間を超越しており，集合的無意識・原因としての過去・神秘的経験・超心理現象・奇跡・超能力といった概念を説明するのに役立ち，人類のスピリチュアルな発展の指標となろう(Teilhard de Chardin, Kierkegaard, Hegel, Marcel といった多くの哲学者がこうした考えを提起してきた)。de Chardin(1967)は，人間は，より聖的に，より神の意識に近づくために"オメガポイント(人類の進化に関する収束点)"に向かって進んでいると語っている。

3. 看護師が患者の物理的な身体を知覚したり，対応する時に，心や感情，自己の高次の感覚(魂)から切り離さないように心掛ければ，看護師は患者の心・身体・スピリットのどれを通しても心・感情・内的自己に間接的に近づくことができる。これは Hippocrates の考えと一致している。彼は病気の治療に先だって，心と魂にスピリットが吹き込まれるべきだといっている。

4. 一個の人間のスピリット・内的自己・魂(霊魂)は，それ自体，独力で存在している。人のスピリチュアルな本質は，人が自由になれる能力と相関しており，人間の発展における進化のプロセスのなかで自由になれるのである。人間としての本質を自由に開花させ経験できる能力は，他の人々にどの程度"存在する"能力があるかということによって制限を受ける。人間の存在は，自己のスピリチュアルな本質を，最高次元でいうと神に近づくまで進化させることが運命づけられている(人類の運命)。ある人の人間性のレベルは，他の人々や私たち一人ひとりに反映される。それゆえ，各人が，自分自身の本質や他の人に対する道徳的行動につい

て(これでよいのか)問うてみなくてはならない。なぜなら人々が，基本的なレベル，例えばヒューマンケアリングのレベルで非人間化される場合，そのような非人間化が進むなかでは，人間性をヒューマンケアリングに反映させることはできない。ヒューマンケアリングは非人間化や客体化を反映して，患者を客体という道徳的次元に還元し，全体としての人に対してはしないようなふるまいを客体としての人にはしてしまうことになる。
5. 人はお互いにケアリングし合ったり，愛し合いたいという欲求をもっている。愛とケアリングは両方とも万人に授かっている。Teilhard de Cardin(1967)によれば，愛(とケア)は最も普遍的で，最も素晴らしく，最も神秘的な宇宙の力である。…これは普遍的な原初の心的エネルギーである。こうした欲求は見落とされがちである。それというのも，私たちはお互いに愛し合い，ケアリングし合うことを求めているのに，お互いに上手にふるまわないからである。もし人間らしさというものを残すべきであるならば，私たちはもっと人を愛し，ケアリングし，道徳的に自らを高めることで，人間性を育み，文明として進歩し，共生しなくてはならない。まず，自分自身を愛し，ケアリングし，道徳的にふるまうよう意識することから始めよう。他の人にそうするように求めてはいけない。自らを愛し，尊敬し，ケアし，尊厳をもって大事にすることではじめて，他の人を尊敬し，愛し，ケアし，敬意をもって対応することができるのである。
6. 不健康であったり，疾患をもっているのに，私たちの目からはそれが完全に隠されていることがある。解決策を見つけるためには，意味を見い出す必要がある。人が人間的に苦しんでいる場合，それは外的な世界よりむしろ，その人が経験している内的な世界と関連がある。
7. ある時点における経験の全体のありようは，エネルギーに満ちた生の現象野を形成している。エネルギーに満ちた現象野は，個人

が基準とする枠組みであり，知覚され，経験されたものとしての主観的な内的関係や，客体・主体・過去・現在・未来についての意味から成る。このエネルギー野は，生の普遍的源である無限野と結びついている。

学生のための個人的な付記

　Rose McKay は草創期の看護史家であり，教育者，学者であるが，上記のような価値観・目標・信念を表す考えが看護の規範的な理論になると，私に語ったことがある。つまり，看護が職業としての専門分野としての発展途上にあり，知識基盤をもち，能力をもっているという前提に立てば，このような考えによって，私たちは今，自分たちの知識や熟練した職業性，能力を使って何をなすべきかを再検討できる段階にあることを示している。このように，道徳面における理念と関わりが示唆されているのである。

　1982 年の春，Rose McKay 博士は，大学院での理論の授業で，こうした考えを私に提起した。McKay 博士が提案した別の課題は，哲学と理論の間にあるという私の考えに重なっていたが，私の考えはどちらか一方ではなく，その両方の何らかの部分を表していることは確かである。

　看護学および看護師にとって実践や科学のために意義ある哲学的な基礎を構築する際，私の考えが役立つ。また，私たちが科学的・社会的・道徳的に何に役立っているかを検証するのにも有用である。このように考えれば，職業的に混乱しているこの時代に，この考えを精選した上で，改めて役立ててもらう必要がある。私自身としては，自分が規範的な理論をもっているとは考えていないし，看護学が規範的な理論を本当にもつことができるかどうかということさえ疑問に思っている。とはいえ，人間中心の価値観や道徳的理念というものは基本的に規範的であろう。こうした修辞的な着想や，答えることができない疑問を呈すること

は教育の場で一つの指針となって,学生が看護理論を発展させる過程で,批評や議論の助けとなるだろう。

● 引用文献
de Chardin, T. (1967). *On love* (pp. 7-8). New York: Harper & Row.
Jung, C. G. (1968). Psychology and alchemy. In H. Read, M. Fordham, & G. Adler (Eds.), *The collected works of C. G. Jung* (vol. 12, pp. 99-101). Princeton, NJ: Princeton University Press.
Quinn, J. F. (1992). Holding sacred space: The nurse as healing environment. *Holistic Nursing Practice, 6* (4), 26-35.
Smith, J. (1983). *The idea of health* (p. 31). New York: Teachers College.
Watson, J. (2011). *Postmodern nursing and beyond* (p. 167). Boulder, CO: Watson Caring Science Institute.
Whitehead, A. N. (1967) *Science and the modern world*. New York: The Free Press.

● 参考文献
de Chardin, T. (1967). *On love*. New York: Harper & Row.
Jung, C. G. (1968). Psychology and alchemy. In H. Read, M. Fordham, & G. Adler (Eds.), *The collected works of C. G. Jung* (vol. 12). Princeton, NJ: Princeton University Press.
Smith, J. (1983). *The idea of health*. New York: Teachers College.

第7章
理論の構成要素と用語の定義

> 人の心は絶えず動き，留まることを知らない。心の働きにも限りがなく，その働きが生を取りまく外界をつくる。心の働きに限りがないのと同じように，外界にも限りはない。
>
> Bukkyo Dendo Kyokai（仏教伝道協会）
> The Teachings of Buddha（英文仏教聖典）[原書注]

　本章は第6章に続き，理論の構成要素と特定の用語の定義，それらの相互連関について述べる。

看護の定義

　看護という言葉は，哲学的な概念であるが，優しさを暗示し，人によってさまざまな意味合いをもっている。このように，看護の概念は流動的であり，変化する。"nurse"という言葉は，名詞(看護師)と動詞(看護する)の両方の用法がある。"nursing(看護)"はまた，ケアリング-ヒーリング，全体性，内的プロセスと「陰(yin)」エネルギーとのつながりのメタファーでもあり，物理的な身体だけに対応するのではなく，人間の経験の聖なるありようや，ヒーリングの偉大なる根源へと近づくことができる。Nightingale(1859)が思い起こさせてくれるように，身体のケアと魂のケアとは決して切り離されてはならないのである。

　看護や看護師の意味は多面的である。一個人としての看護師がおり，

原書注：The Teachings of Buddha (4th ed.). Tokyo: Kosaido Printing Co. Ltd., 1976.

その看護師はケアリング−愛することを意識しており，自己と患者に意識的に心を向け，患者への個別の対応や行動，患者に了解を得た上での活動を通して，その心を表に現す。一般的に言って，看護は，ある程度の情熱を伴い，知識・思考・価値観・哲学・熱意・行動を構成要素にしていると私は考えている。このうち知識・価値観・行動・情熱は，ヒューマンケアリングが行われる瞬間に関連し，経験している人の生きられる世界との，間主観的で個人的な人間同士の触れ合いと関連しているのが一般的である。

　以上を踏まえると，ヒューマンケア／ケアリングは，看護の道徳的な理念であると考えることができる。看護は，トランスパーソナルな人間同士でさまざまな努力を行うのであるが，その目的は，患者が不健康・苦悩・痛み・存在の意味を見い出せるように手を添えることによって，人間性・人の尊厳・統合性・全体性を守り，高め，保持することである。また，患者が自分自身を知り，コントロールし，ケアリングができるようにし，外的な環境がどのようなものであっても内的調和を回復することで自分を癒すことができるように手助けをすることも含まれる。看護師は，人が自分とも他の人とも，またより広い宇宙とも"正しい関係にある"ことができるように手助けをする(Quinn，個人的なコミュニケーションとヒーリングの定義)。

　看護師は，ケアリングの理念が間主観的なものとなり，人間同士の関わりのプロセスに"ともに参加する者"である。看護には人間的な性格があるので，看護を構成している道徳的・スピリチュアル・形而上学的な要素は無視できないし，何かに置き替えることもできない。こうした要素は看護のうちに存在して，直接的・間接的に機能しているので，理論家の世界観・信念の体系・哲学の一部として認識される必要がある。ある意味で，看護理論の形而上学的信念によって，看護への情熱がもたらされることになり，看護が生き生きとし，変化を遂げ，多様性を増し，新しい可能性が開かれるようになる。

科学と看護学の領域

　こうした意味合いから，看護学は，人の健康-不健康についての経験に関する，また一個の人間に関するヒューマンケアリングの科学として定義されよう。こうした経験は職業的・個人的・科学的・美学的・倫理的なヒューマンケアの関わりによって他へと伝えられる。こうした見方によって，看護師は科学者・学者・臨床家になることを求められると同時に，人道主義者であり，道徳家であることも求められる。そこでは一個人としての看護師は，ヒューマンケアリングのプロセスと関わりに積極的に，患者とともに参加する者となるのである。ヒューマンケアリングの科学をこのように志向するために，看護の理論や研究方法は質的になる傾向にある。例えば，実存主義的現象学・著述による内観法・事例研究・哲学的-歴史学的研究・語り・物語・アートのような表現，そして現代的な探究の形としてパフォーマンスさえも研究方法となる。別のアプローチも発展の度合いを増しており，自分自身や他の人の経験や内的な主観的プロセスを，綿密に体系的に観察できるようになるだろう。こうしたアプローチによって，健康-不健康に関する経験において生きられる世界や，人間同士のケアリングとヒーリングという現象を解明し探究できる。

　看護の科学には，間主観的関係の人間同士のケアリングが含まれるので，看護のプロセスも実践もトランスパーソナルで形而上学的なものとなる。看護のこうした側面が認識され，私たちの科学に組み込まれると，直観的で美学的，ある程度合理的な思考・感情・行動の様式を手に入れ，利用できる幅がいっそう広げられ，他の人と関わりをもつ際に，霊魂や魂を大いに活用できるようになる。この霊魂や魂は，合理的な西洋の科学的文化では閉じ込められてしまっているのである。

　そうかといって，この立場を取ることで，科学的な方法や西洋の思考の価値をおとしめるわけではない。むしろ，健康時・不健康時における

第7章 理論の構成要素と用語の定義

個人や看護，ヒューマンケアリング-ヒーリングのプロセスについての考えを理解しようとして，別の次元が機能していることを明らかにし認識しようと試みているのである。

「個人」は，"スピリチュアルな世界内存在"とみなされ，人間の実存が占める場所である。個人は生きている，成長しているゲシュタルトとして存在し，統合された心-身体-スピリットをもつ完結した全体とみなされる。心・意識・感情が出発点であり，焦点であり，身体と魂への入り口である。そうした個人は単なる生物体でも物質的・物理的な存在でもなく，自然とつながるスピリチュアルな存在である。つまり，純粋に物理的な存在でもなく純粋にスピリチュアルな存在でもない。ある一個人の存在は，経験や自然や物理的な世界のなかに具現化されるが，同時に，自然に影響を与え，変化を加え，再形成し，それと調和をとって生きることで，物理的世界や自然を超越することができる。

一個の人間は，経験し知覚するスピリチュアルな存在である。Teilhard de Chardin の見方のように，人間は，地球という次元上で物理的な経験をする，スピリチュアルな存在なのである(de Chardin, 1967)。"自己は流動的で変化するゲシュタルト，つまりプロセスでありながらも，いついかなる時も具体的に実在するものなのである"(Rogers, 1959, p. 200)。

自己は一つのプロセス，つまり，そのなかで新しい経験は知識へと転換し，経験の一つひとつの瞬間が次の瞬間の経験を形づくる，終わりのないプロセスである。あるがままの自己に加えて，ある個人がこうなりたいと願う理想化された自己というものがある。自己の最も高次の感覚は，スピリチュアルな自己，霊魂，魂，つまり"目覚めている時の意識とはまったく別の潜在的な意識の形態"を有する，自己の本質を含んでいる(James, 1950, p. 305)。

人の経験の全体性(世界内存在としてのありよう)は，一つの現象野をなす[原書注]。現象野は，当人にしか把握できない，その個人が基準とする枠組みのことである。"他人はそれを共感によって推し測る以外に知る

ことはできず，したがって完全には把握できないものである"(Rogers, 1959, p. 210)。ある状況において，ある個人がどのように知覚し反応するかは，現象野(主観的な現実)に左右されるのであり，単なる客観的な条件や外的な現実に左右されるのではない。

　意識は，時間の経過とともに連続して働いている。意識は次々に生じるが，これは前の瞬間の意識によって形づくられ，その瞬間の意識が次の瞬間の意識に作用する。"人間は川の流れに似て，一定の形を保っているものの，どの一雫たりとも一瞬前と同じものではない"(Van Aung, 1972, p. 7)。ある人の心的・感情的な状態や現象野は，その人が感覚でとらえる対象である音・匂い・味・見るもの・ランダムな記憶・将来の予定といったものと同じように，瞬間瞬間で変化する。他のさまざまな思考は，感覚の対象と混じり合って結びつくことが多く，現象野の一部となる。

　現象野は意識と同一ではないが，意識を組み込んでいる。その際，自己や相手の知覚，すなわち感情・思考・身体感覚・スピリチュアルな信念・欲望・目標・期待・環境に関する配慮・知覚の意味や象徴的なありようも並行して組み込まれる。こうしたものすべてが人の集団意識・生活史・今現在の瞬間・心に描き予想する未来といったものを土台としている。

スピリチュアルな次元

　スピリットと魂の世界は，人が個人として成長し，成熟するにつれ，また人類として集合的に進化するにつれて，次第に重要性を増してくる。ある個人または民族のスピリチュアルな側面の特徴は，個人によっても，文化によっても，またそれらの内部でも異なる。William James

---

原書注：これらの考えは，東洋の心理学ならびに，Carl Rogers, Kurt Goldstein, Kurt Lewin によるゲシュタルト心理学や実存主義心理学に関する著述の影響を受けている。

(1950, p. 305)が述べたように, "我々の覚醒時の通常の意識は, 意識のなかでもある特殊な形態にすぎない。意識全体は, 極めて薄い膜で仕切られており, まったく異なる意識の形態が潜在している"。

　スピリチュアルな次元が, 他の文化に比べて発達していると考えられる文化が存在する。例えば, インドやエジプトの東洋文化, タイ, ブラジルの文化, その他の古代の土着文化は, 長い間, スピリチュアルな面に価値を置き, スピリットの働きや自然とつながってきた。対して, 西洋世界は相対的に歴史が短いこととあいまって, 我々アングロサクソンの西洋文化は物理的物質主義に重きを置いている。したがって, 前者は後者よりも, スピリチュアルな面が発達しており, 高次の意識を受け入れる大きな能力を備えていると考えられる。しかし, 西洋の価値観が東洋の哲学的観点と統合され, スピリチュアリズムを広げる方向に移行している兆しがある。この動きは, 東洋の哲学や思想が, 健康プログラム・ヨガ・運動・健康食・断食・瞑想・特別なダイエットなどに組みこまれるケースが増えていることに見てとることができる。かなり以前に, 『アジアの心理学』における Gardner Murphy や Lois Murphy の論文は, 東西の心理学的な関心が急速に統合されていることを報告している(Murphy & Murphy, 1968)。

　「世界」とは, 一個人に影響を与える直接的な環境と状況にあるだけでなく, ユニタリな世界観と進化する宇宙のすべての次元である。それらは内的なもの・外的なもの・人間的なもの・人工的なもの・自然なもの・宇宙的なもの・心理的なもの・無限のもの, そして過去・現在・未来である。

調和-不調和

　心・身体・魂との間に, そして人とそのありようや, 一個人と広い世界／宇宙との間に調和がとれていない場合, 知覚された自己と実際の経験との間に乖離が生じる。また, 当人の内部でも, I と me の間にも, 当人と世界の間にもずれが感じられる。知覚された自己と当人の経験と

の間のずれは，魂の内部に不調和があることを示しており，その人から分離しているように見える。つまりIは現実の自己で，現実のmeでもないのである。このずれによって怯えたり，不安になったり，心に動揺が起こったり，絶望感を抱いたり，恐怖を感じたりして，不健康になる。そうした状態が続くと，疾患を引き起こすことにもなる。

　心-身体-スピリットの調和がとれ，統一されている場合は，Iとmeの間に，そしてまた知覚された自己と経験された自己との間に一致感があり，「正しい関係にある」と感じる。

　一致感とずれに関して，主観的な現実(現象野)と外的現実(そのままの世界のありよう)との間にある一致感もしくは一致感の欠如という，もう一つの要素がある。もし一個の人間が「正しい関係にある」と感じない場合は，その人は自己を拒否したり，高次の自己に強迫観念を覚えたり，拒んだり，不満を抱いたり，自己愛を拒否したり自己を受容しなくなる。こうしたずれによって，他の人と一体感がもてなくなり，自分が「正しい関係」をもち，成長しようと努力している間も，他の人から切り離され，孤立し，孤独に感じることになる。人と自然が調和していないと，また別の形のずれが生じる可能性がある。こうした立場は，人間が自然やその人のもつ美学と調和して生きる必要性に注意を向けさせることになる。地球や人類が未来においても存続すべきものであるとして，ヒューマンケアリングとエコケアリングとの間に関係があることを示す証拠が増えてきている。

努力

　人間が努力すべき基本的なものが一つある。本当の自己を実現し，自己のスピリチュアルな本質を開花させ，最も崇高な意味で神に近づこうとすることである。Goetheは私たちに，努力することは人間の生の質の一つであることを思い起こさせてくれる。こうした努力は漸進するものであり，私たちの実存に美しい目的を与えてくれる。経験が持続し，積み重ねられる時，人生の旅路のなかでは，善きものと悪しきものの双

方を相携えて生き続けるということが前提である。私たちは，自分たちが物事を始める時はそれをコントロールできることを知っているが，終点については，完全にコントロールすることができず，手を放さなくてはならないことを知らなくてはいけない。つまり，私たちがスピリットに満たされて，神性ともっとつながりたいと願い，求め，努力しても，"物事が起きるがまま"にせざるを得ないのである。

　人はそれぞれ，自己が他の人や地域・環境・自然・宇宙・根源と調和し，一体となり，統一体であることを目指している。自分が根源と「正しい関係にある」という経験を積めば積むほど，調和がとれ，健康／全体性が高いレベルで達成される。不調和は不健康と関連しており，調和は健康と関連しているので，看護の職業にある者は，人はどのように不調和になっていくのか，どのように手を添えれば自己が根源と「正しい関係」をもてるかということに関心を求めることになる。スピリチュアルな本質は，看護師によるケアリングの関係や人間同士のつながりによって開花させられるのである。看護師は，表に現れている疾患や診断や，時には好まれない行動の背後を見て，どの人がスピリットに満ちた人であるかを"見極めよう"と努める。このように，全体としての人を尊重することで，看護師と患者双方が，自己を知り，自己に敬意を払い，自己をケアリングし，自己をコントロールし，自己を癒すことができるようになる。

　人間の行動は，基本的に，目標によって方向性が決定されており，知覚された現象野で経験した欲求を満足させようとしている。欲求はたくさんあるが，スピリチュアルな自己を実現し，根源と調和をとり「正しい関係」を築き上げようという基本的な努力がまずあって，一つひとつの欲求はそれに従う。

　人生を歩み始めた頃は，人は心／感情と身体とが調和することに注意を向けている。しかし，成長し，実存的でスピリチュアルな面が発展していくにつれて，魂や根源と「正しい関係」にない時，自分自身のなかにあるずれや不調和に関心が移っていく。

人間は成熟すると，他の人との違いがはっきりとするようになり，内的自己についての感覚が育ってくる。そして，他の人と自分との差異を鋭く意識するために，自分の魂といっそうの調和をとろうとする。

　人間には，愛されたい，ケアされたいという欲求，積極的な敬意を求める欲求，受け入れられ，理解され，評価され，価値を認めてもらいたいという欲求がある(Watson, 1979)。また，他の人とつながりたい，個々の生を超越したい，生との調和を見出したいという欲求がある。

トランスパーソナルケアリングの瞬間

　トランスパーソナルヒューマンケアおよびヒューマンケアリングは，科学に基づき，職業として倫理的に行われるが，看護師と患者という二人の人間の間で取り交わされる行動であり，対応である。それらは美学的で創造的であって，個人的なやり取りとしてお互いに生を与え合い，生を受け取り合う。こうした行動や対応によって，身体的・心的・霊的な経路，あるいはそれらの組み合わせを通して，経験をしている人がもっている主観的な世界と触れ合うことが可能となる[原書注]。トランスパーソナルヒューマンケアリングの瞬間とつながりには，看護師の意識や意図があり，ヒーリングへの独自の熱心な努力がなされる。それを行う際には，動き・感覚・触れること・音・言葉・色彩を駆使したり，患者自身の状態をその人に伝えたり，内省してもらったりなどの方法を通して，自己というものを十分に活用するのである。また，その際，自分

原書注：トランスパーソナルということは，間主観的・超越的・人間同士の関係性であり，そのなかで，看護師個人は患者に影響を与えると同時に，患者から影響される。両者はともにその瞬間にしっかりと存在し，お互いが結びついていることを感じる。また現象野を共有し，その現象野はお互いの生活史の一部をなす。そして両者は現在や未来へと生成する過程に「ともに参加する者」である。ケアリングのこうした理念には，両者が関与しているという間主観性の理念が含まれる。トランスパーソナルなスピリットとスピリットのつながりによって，根源・神秘・無限の宇宙というユニタリな領域(unitary field)へと至る，両者が共有する道が開かれ，私たちが生の聖なる循環へと結びつけられるのである。

の間主観的感情・思考や抑圧されていたエネルギーを解放し，流出させる。こうしたトランスパーソナルケアリングが行われる瞬間は超越的であり，スピリットに満たされた無限の根源へと通じる道が，看護師にも患者にも開かれ共有される。次に，こうしたケアリングによって，患者も看護師も経験に意味を見い出すことができ，内的な調和が保たれる。しかし，患者，看護師双方にとって，意味というのはそもそも外に存在するのではなく，むしろ内部に存在している。このプロセスのなかで，看護師は，重要な目標として，とりわけ個人の尊厳に関心を払っている。この場合，"存在が，存在だけのために意味を与え，存在しているということだけで統合性が生みだされた時，その存在には尊厳がある"という意味合いで，「尊厳」と表現される (Gadow, 1984, p. 6)。

　主観的な世界との触れ合いによって，身体の触れ合いや交流，あるいは心的-感情的触れ合いや交流の範囲を超えて，自己の高次のスピリチュアルな感覚や魂に触れる可能性が生まれる。このようなものとして，トランスパーソナルヒューマンケアリングは，「我と汝」という関係において，人から人へと行われ，内的な力や強さが放出され，内的調和感が得られるようになる。このような触れ合いとプロセスは，次に自己治癒力のプロセスを生み出し，推し進めていく。

　看護師と患者の二人の個人はともに，「トランスパーソナルケアリング」が行われる瞬間で，自らの存在のありようを生成していく。この二人は，自分たちの関係のなかに自分たち独自の生活史と現象野をもちこむのであるが，翻って，その関係が各人の生活史の一部となるという，関係性とつながりのもつ性格によって影響を受ける。ケアリングが行われる瞬間はこうした意味があるので，ケアリングは対人関係のテクニックというよりも，道徳的な理念であり，特定の目標に向かう熱意を伴う。その目標とは，人間性と尊厳を守り，高め，保持することで，それによって，内的調和・全体性・ヒーリングの力を蓄えることができる。

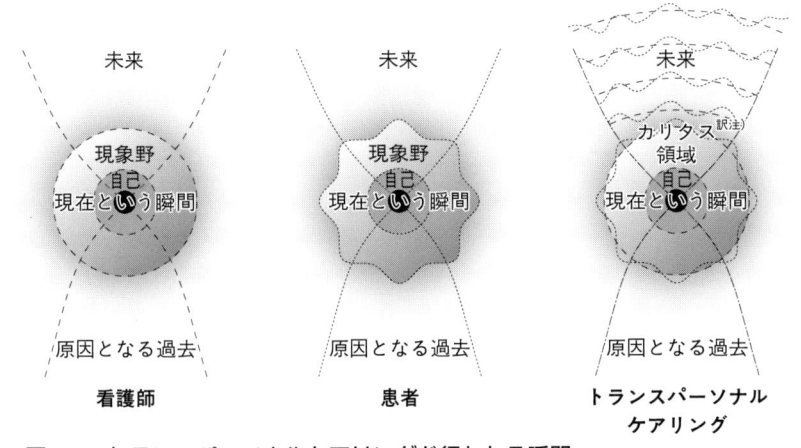

図 7-1 トランスパーソナルケアリングが行われる瞬間
訳注：カリタス（caritas）とは，ラテン語で「大切にする，感謝する，愛情のある関心，もしくは特別な関心を向ける」という意味。

実際にケアリングが行われる瞬間の契機

　看護師と患者の二人は，ヒューマンケアリングというつながりのなかに，自分たち独自の生活史と現象野とともにあり，二人で一つの事象[原書注]を成立させている。ヒューマンケアリングが実際に行われる「契機」といった「事象」は，時間と空間における一つの収束点であり，そこから経験と知覚が生じるのであるが，ケアリングが行われる実際の瞬間は，契機そのものよりも深遠な領域をもっている。つまり，ケアが行われるプロセスは，それ自体を超えるものであるが，プロセスのさまざまな場面から生起する。その場面は，各人の生活史の一部となり，規模と奥行きを増しつつ，錯綜した生の形の一部となる（**図 7-1**）。

　実際にケアリングが行われる瞬間の契機には，看護師と患者双方による行為と選択が含まれる。ケアリングが行われる瞬間の契機において，二人が一緒にいる瞬間というのは，二人の関係性のなかでどうあるべき

原書注：Whitehead（1953）の「事象」「契機」の概念に基づく。

か，この瞬間にどう対処すべきかを二人が決める機会となる。当然のことながら，決められるのはある一つのやり方であって，他のやり方ではない。ケアリングが行われる瞬間の契機がトランスパーソナルで，二人の霊魂や魂の存在が考慮されている場合は，その瞬間は外に向かって開かれ，人間の能力を広げることができる。したがって，このようなケアの瞬間では，その瞬間での時間や空間，あるいは未来に起きる可能性のある例の事象の範囲が広がる。ケアリングが行われる瞬間の契機は，二人の過去の生活史の一部として組み入れられるとともに，新しい機会が与えられる。

　看護師と患者との間主観性とスピリットとスピリットのつながりというこうした考え方は，以下の信念に基づいている。それは相手の身になって考えたり，他の人のジレンマを自分のなかに見い出したり，人間的であるとはどのようなものであるかをお互いから学びとったりする，というものである。そこから私たちの誰もが，自己を知ることを学ぶ。私たちが学んだり発見する自己というのは，あらゆる自己である。それは普遍的であり，人類の自己である。私たちは他の人々のなかに自分自身を認識できるようになる。一般的に言えば，他人と自分を見比べることによって，私たちは，自分が何であるか，人間らしさとは何であるかが分かり，個別的に言えば，間主観性によって私たちが共有している人間性を生き生きとさせ，人類を客体へと還元することが避けられるのである。

　トランスパーソナルヒューマンケアリングとケアリングが行われる瞬間において，看護師は患者の経験のなかに入りこむことができ，患者は看護師の経験のなかに入りこむことができる。トランスパーソナルケアリングの理念は，看護師も患者も両者が関与している間主観性という理念である。必ずそうだということではないが，このことは，看護師の価値観や見方が，患者の価値観や見方と関連する可能性があることを意味している。看護師の主観性に患者が関与することを認めないということは，実際，患者の主観性が妥当でないということである。間主観性では

ないケアリングでは，患者を客体という道徳的状態へと還元してしまうだけでなく，看護師も同じレベルへと還元してしまう(Gadow, 1984)。

間主観的なケアリングが行われている瞬間では，看護師はスピリチュアルな経験という形而上学的な構成要素をもっているので，物事を経験し説明することができるが，だからといって未来を予想する必要はない。ただし，看護師は生の神秘やまだ発見されていない未知なるものを考慮に入れる必要性はある。

トランスパーソナルケアリングが行われる瞬間は，ある一定の瞬間での実際の場面に位置づけられるだけでない。その事象／経験は現象野において他の客体-主体と内的な関係性をもち，さらに内的な主観的関係ももっている。その関係とは各人にとって，あるいは全体にとっての，過去・現在・心に描かれた未来の間の関係である。実際にケアリングが行われている瞬間は，ある瞬間の実際の場面を超えて，看護師と患者双方の生のなかに姿を現すと考えられる。このように，ケアリングが行われる瞬間は時間・空間・物性を超えるものである。各瞬間は次の瞬間を伝え，それぞれの生に影響を及ぼすのである。

時間

現在はより主観的な現実であり，過去は客観的にも主観的にも現実であるが，過去と現在を明確に区別することはできない。過去は現在に先立ち，現在とは違った存在の様態であるが，現在と過去ははっきりと判別できるわけではない。過去・現在・未来の瞬間は混じり合い，溶け合う。Whitehead(1953)は，"永遠なる今"という概念を用いて，過去／現在／未来をある瞬間が一度に含むという経験をとらえている。

ケアリングが行われる瞬間や時間の超越という概念を，Virginia Woolfが『ある作家の日記』(1975，p. 374)[訳注]で，以下のように描き出している。

訳注：Woolf, V.(1975)／神谷美恵子訳(1999). ある作家の日記　ヴァージニア・ウルフ　コレクション．p.200，みすず書房

第7章 理論の構成要素と用語の定義

....

1月4日金曜日…人生は非常に堅固なものであろうか，それとも非常にうつろいやすいものだろうか。この二つの矛盾が私につきまとう。これはいつでもつづいてきたことで，これからもいつまでもつづくことだろう。これは世界の根底にまで達することだろう──私はこの瞬間にもその上に立っているのだ。それはまた一時的なもので，飛び去っていくもので，透明なものでもある。私は波の上の雲のように過ぎて行くのだろう。私たちは一人ずつ，ほかの人を追って，こんなにも速く，速く，飛んで行き，変って行くのだけれども，それでもどうにか継続し，連続した人間たちであって，自分たちの身を通して光を示すものなのだろうが。(略)

....

図7-1は，トランスパーソナルケアリングのさまざまな構成要素を示している。この図は，患者と看護師の自己・現象野・実際にケアリングが行われる瞬間／契機を含み，患者と看護師は，過去・現在・未来が融合する瞬間に間主観的に一体となるということも表している。ここに姿を現している場面で実際にケアリングが行われている瞬間は，未来の看護師と患者に影響を与える可能性がある。ケアリングが行われる瞬間と，この姿を現している契機は，次に看護師，患者双方の主観的で，生きられる現実や生活史の一部となる。両者ともに，現在および未来へと生成する過程に「ともに参加する者」であり，規模と奥行きを増しつつ，錯綜した生の形の一部となる。

●引用文献
de Chardin, T. (1967). *On love* (pp. 7-8). New York: Harper & Row.
Gadow, S. (1984). Existential advocacy as a form of caring: Technology, truth, and touch. Paper presented to the Research Seminar Series: The Development of Nursing as a Human Science. The School of Nursing, University of Colorado Health Sciences Center. Denver, March.
James, W. (1950). *The principles of psychology*. New York: Dover.

Murphy, G., & Murphy, L. B. (Eds.). (1968). *Asian psychology*. New York: Basic Books.
Nightingale, F. (1859). *Notes on Nursing*. London: Harrison.
Rogers, C. R. (1959). A theory of therapy, personality, and interpersonal relationships, as developed in the client-centered framework. In S. Koch (Ed.), *Psychology: A study of a science* (vol. 3). New York: McGraw-Hill.
Van Aung, Z. (Ed. and Trans.). (1972). *Compendium of philosophy*. London: Pali Text Society.
Watson, J. (1979). *Nursing: The philosophy and science of caring* (pp. 183-193). Boston: Little, Brown.
Whitehead, A. N. (1953). *Science and the modern world*. Cambridge, UK: Cambridge University Press.
Woolf, V. (1975). A writer's diary. In J. Hersey (Ed.), *The writer's craft* (p. 374). New York: Knopf.

●参考文献

Gadow, S. (1984). Existential advocacy as a form of caring: Technology, truth, and touch. Paper presented to the Research Seminar Series: The Development of Nursing as a Human Science. The School of Nursing, University of Colorado Health Sciences Center, Denver, March.
Guenther, H. V. (1976). *Philosophy and psychology in the abhidhamma*. Berkeley, CA: Shambhala.
James, W. (1950). *The principles of psychology*. New York: Dover.
Murphy, G., & Murphy, L. B. (Eds.). (1968). *Asian psychology*. New York: Basic Books.
Rogers, C. R. (1959). A theory of therapy, personality, and interpersonal relationships, as developed in the client-centered framework. In S. Koch (Ed.), *Psychology: A study of a science* (vol. 3). New York: McGraw-Hill.
Van Aung, Z. (Ed. and Trans.). (1972). *Compendium of philosophy*. London: Palli Text Society.
Watson, J. (1979). *Nursing: The philosophy and science of caring*. Boston: Little, Brown.
Whitehead, A. N. (1953). *Science and the modern world*. Cambridge, UK: Cambridge University Press.
Woolf, V. (1975). A writer's diary. In J. Hersey (Ed.), *The writer's craft* (p. 374). New York: Knopf.

第8章
トランスパーソナルケアリングという関係

　「トランスパーソナルケアリングという関係」には，ヒューマンケアリングのある特別な関係が含まれている。それは「全体としての人間」および世界内存在に価値を置き，他者と「つながり／一体となる」という関係である。こうした意味で，ケアリングは看護の道徳的理念としてとらえることができ，そこでは人間の尊厳と人間性の保持に最大の関心が払われる。ヒューマンケアリングが始まるのは，看護師が相手である患者の生の領域，現象野に入りこみ，相手の状態(スピリットや魂)を理解し，自分の内部でそれを感じ取って，患者の状態に対応する時である。その対応によって，患者は自分が放出したいと願っていた主観的な感情や思考を外に出すことができる。このように，看護師と患者との間で，間主観的な流れが行きかう。患者か看護師のどちらかから，自己とあまり調和がとれていない感情・思考・エネルギーが放出されると，もう一方の人の，自己と調和がとれ，各人のウェルビーイングを思いやり，心にかけ，ひいては人類に役立つような感情・思考・エネルギーに影響を与えるのである。

　看護における，人間と人間との間でやりとりされるケアリングのプロセスは単純でもあり，複雑でもあるが，ここを重要な基盤あるいは出発

点として，トランスパーソナルケアリングの調和のとれた関係が生まれる。看護師は，意識的存在という'中心'点から，患者の空間に入りこみ，足を止める。そして，表に見えている患者の背後や病気や診断の背後，あるいは許容したり，賛成しかねる振る舞いの背後にある，スピリットに満ちた人を'見い出そう'と努める。看護師が心に重きを置き，ケアリングを行い，意識をもって相手に関わりをもつことで，新しい何かが生まれ得る，予想を超えた広がりをもつ空間が開かれる。この複雑ではあるが，心がこもったありようやつながりにより，看護師は，患者が内的な癒しの根源に近づきやすくなるような状態へと手助けをする。ここで患者は癒しと再生への宇宙的な根源へとつながり，奇跡が起きることさえある（私は，奇跡という言葉を，「予想を超え，予測範囲内での通常の出来事を超えた何かが起きる可能性」を指して使っている）。このプロセスは，Nightingale による，「患者を自然に癒すことができる最適な状態へともっていく」という看護のモデルと一致している。

「トランスパーソナルケアリングという関係」には下記のような条件がある。

1. 人間の尊厳を守り高めようとする道徳的な熱意。そこでは，人は自分独自の意味を決めることが許される。
2. 患者が主観的にまたスピリチュアルに感じている意味を積極的に認める，看護師の意図と意思（相互性を重視する「我-汝」という関係対「我-それ」という関係）。
3. 患者の感情や内面の状態を実感し，正確に感知できる看護師の能力。瞬時にさえ，患者を'見'，スピリットとスピリットでつながろうと努力すること。行為・言葉・振る舞い・認知・ボディランゲージ・感情・思考・感覚・直観などを通して，看護師が信頼できる存在となり，心を開き，心して気を配ることで実現できる。
4. 看護師が，世界内存在という患者の心身の状態を見極め，理解し，人間同士として患者とのつながりを感じ取る能力。看護師は

患者の状態を表現し，その状態に心を向けなくてはならないが，その手段としては，動作・身ぶり・様子・行為・手続き・情報・触ること・音・言葉・色彩・形といったものや，科学的・美学的・人間的なものである。看護師の主観性が，全体としてとらえられ，確固としたものとみなされているのと同じように，患者の主観性もそうしたものとみなされなくてはいけない。したがって，相互性が看護の道徳的基礎なのである(1から4までの条件がそろっている時，ケアされる患者は，内的不調和をうまく放出できるようになり，自分の心が感じた本当の感情や欲求を適切に表現し，そのまま外に出せるようになる。つまり溜め込まれたエネルギーを解放して，自分自身の癒しのプロセスへと近づくのである)。

5. 看護師自身の生活史(集合的過去)と，これまでの経験・文化・背景・さまざまな状況。その状況とは，看護師が自分自身の感情やさまざまな状態を経験したり，生き抜いてきたり，他者の感情を想像したり，さまざまな人間の状態から受けた苦痛を心に描いてきたりしたなかで得たものである。こうした知識や感受性は，別種の文化と触れ合うことから得ることができる。つまり，人文科学・アート・ドラマ・文学を研究したり，自分の価値観や自己との関係性を探究したり，愛に満ちたやさしさや，自己とともにある心の静けさを育んだり，自己をケアリングし，自己との心のこもった関係を大事にしたりすることで，得られるのである。また，自分がもっている価値観を明確にすることや，個人的な心理療法・瞑想・祈り・記録・自己治癒実践・ヨガ・呪術的経験・自然・沈黙の行・内的探索などによっても進められる。それは個人の成長・成熟・人の意識とスピリチュアルな気づきと実践の発展，そして看護師の自己の成長・自己や他者に対する感受性・深奥にある人間−宇宙という価値システムの発展と関連している。

第8章　トランスパーソナルケアリングという関係

看護のなかで自己全体を使う

　看護を職業とする看護師を一人の個人として，患者とのトランスパーソナルな関係のなかに導入することは，看護師についての従来の職業観には合わないかもしれない。看護師だけでなく，他の医療従事者も，患者との個人的な相互行為は避けるように注意されてきたし，個人的に関わることは職業人としてふさわしくないと考えられている。「個人であること」と職業人であることとを厳しく弁別しないという，Sally Gadow（1980）の主張には説得力がある。彼女の考えは，トランスパーソナルケアリングが行われる「時点」，ヒューマンケアリングにおけるスピリットとスピリットのつながり，そして**トランスパーソナル**という概念に相通じるものである。ここでの「トランスパーソナル」という意味は，自我そのものを超え，大いなるものと結びつくということである。

　看護師と患者が個人対個人で対応をする時，依然として両者の間に重要な違いは残るのであるが，個人的に関わるということあるいは"価値"は同等でありうるということを，Gadowは強調している。看護師と患者との間に結ばれる「トランスパーソナルな関係」という概念には，職業人としての関係性のなかで，個人がもつあらゆる次元を資源として利用して，自己を全体として職業的に関わらせるという考え方が含まれている。個人がもつ次元というのは，その人だけがもつ能力・才能・技術・知識・直観・嗜好・知覚・個性などすべてが含まれる。個人と個人との違いは，(1)焦点，(2)強度，(3)視座の3つに分類されてきた（Gadow, 1980）。

　職業的な関係性のなかに，患者が個人として関わる際の焦点は，例えば，目前に姿を現している人／状況と，それが自分の生に与える影響に向けられる。当然，その関心は自己に向けられる。それとは対照的に，看護師／個人が個人として関与する場合には，自分自身の自己から離れて，スピリットに満ちた患者の自己へと向けられる。看護師は感情を経

114

験したり感じたりするのであるが，それは患者から安心や手助けを得る手段としてではなく，その瞬間での関係性のなかでの存在，生成，そしてつながりの一部として経験され，感じられるのである。

　個人的な関係にもいろいろあるが，友人同士の間ではギブアンドテイクという交換がなされ，そこでは最も必要としている者が，相手から受け取ることができるという形を取る。ここにはお互いの分かち合いがあり，お互いが助け合う関係性にあるという原則が了解されている。それに対して，看護師と患者という職業的な関係性のなかでは，看護師は利益を得ると同時に，患者に利益をもたらし，患者から影響を受ける。そして患者は，無意識のうちに，看護師に意味や癒しを伝えることがあるかもしれない。しかし，看護師が患者から何かを受け取らなくては，この関係性が続かないということではない。

　Gadow が説明している，関係性における「強度」もまた，看護師と患者では経験の仕方に違いがある。患者は身体の苦しみや心の悩みをじかに経験している。看護師も患者と同様に，「強度」や「直接性」を感じ取ることができるのかもしれないが，それらは，ケアリングを行い，手助けをするのに必要な内省的なプロセスを生み出すように作用している。"相手を手助けできること，例えば，その痛みや苦悩，涙を感じられることは，単に相手と経験を分かち合うことよりも大きな価値がある。…これによって，患者の苦悩をやわらげようと努める際に，感情や知識を統合するのである"（Gadow, 1980, pp. 88-89）。

　最後は，看護師と患者の「視座」の違いである。看護師は外的に関わるのに対し，患者は内部から苦痛を感じ，自分の人間性全体にそれが作用していることを感じている。孤独を感じ，本当の自己や内側にある心や魂から切り離されているという感覚があり，根拠をもって「正しい関係」にはないということを知っている。

　さらに Gadow は，両者の間にある「視座」の違いが，往々にして感情的な関わり方の程度の違いを示すことになると説明している。患者が感情的である度合いは大きく，看護師のそれは小さいという意味合いであ

る。しかし，両者ともに，感情的な「強度」を経験する可能性は高い。

　看護師は，医療専門職として，関わっている状況についての主観的な経験や情動と，客観的で外側からの状況把握とを統合するという点で，患者とも友達とも違っている。個人的な関係と職業的な関係との間になんらかの相違があるということはわかっている。しかし，両者の違いを，看護師は患者ほど関わっていないというように推測されることが多いが，そういうことはない。関わり方の形や方向は違っているかもしれないが，看護師は患者と同じく大きな度合いで関わっている。職業的な能力を使って個人的に関わることは，別の関わり方をすることではない。職業人としての関係性のなかで，個人がもつあらゆる次元を資源として利用し，統合された関わり，つまり創造的に自己全体で関わるのである。

　看護は，科学・アート・人間性・倫理・技術を複合して使いながら，極めて直接的であり，個人的で人の内側に入りこむ関係になることも多いので，技術的・感情的・心的・美学的・直観的・創造的・身体的・スピリチュアル・経験的な，プロがもつあらゆる次元の方法をもち出して，関わろうとする。このように，拡大された認識論が，看護師と患者が共有するヒューマンケアリング-ヒーリングに関わる経験の一部として受け入れられ，価値を置かれ，前に進められる。

　人々は，人生のなかで，自分たちの実存と生きる意味について，実存的／スピリチュアルな関心事に出会うことが多い。人は自分の実存が脅かされている時に，この関心事は差し迫ったものと感じ，身体的・心的・スピリチュアルな存在が脅かされる。実際，これらのうちどれか一つが脅かされても，次に他の部分にも作用する。人生の送り方，自己との関係，自分が優先するもの，物事に対処する形，自己をケアリングする行動，医療行為や健康のための実践，支援や自分が望む自由の程度などについて，問いを発することによって，自分の実存に関する意思決定がなされる。

　意味が問われる場合，一般的には，自分の経験の意味を自分で決定す

ることがプラスに働く。健康-不健康に関する経験の意味に関していえば，理想的には，医療専門職が治療や介入について決定する前に，患者自身が自己決定する機会をもてるのが望ましい。実際，現在，医療界の一部では，将来，医学は診断に関わる度合いを減らし，意味に関わる度合いが増えるだろうといわれているようである。そこに立ち現れている状況に関連して，人がどのような意味をもつかが，その後の結果を左右することになろう。

　患者は，健康-不健康に関する経験に付随して，持論や意味をもっている。そこで看護師は，患者が意味を自由に探求することを促すとともに，その意味を，個人としてまた職業人としての状況への対応に組みこむことができる。看護という継続的な患者との関わりから，看護師は，"個々人(患者)を，自分自身の歴史を編み出し続けているかけがえのない人間存在として経験する"(Gadow, 1980, p. 98)ことができるようになる。看護師が，心から患者の話に耳を傾け，患者のために，患者とともに苦悩を抱けるようになった時こそ，ヒーリングに最も力を発揮する賜物が備わったといえる。その瞬間の看護師こそが，そこにいて患者の話に耳を傾けそれを自分のものとすることで，自分自身の意味や，自己志向の道を探求することができるのである。こうした意味での看護師と患者との間の「トランスパーソナルケアリングの関係」のなかで，看護は，先述した真のケアリング-ヒーリングという状態に出会うのである。

　核心となる点で，看護学はヒューマンケアリングという考えを研究し展開する際に葛藤することになるが，それは物質主義とスピリチュアリズムの間の問題である。看護学と「トランスパーソナルケアリング」の理論が成立するための前提条件は，看護には，"海図のない(科学によってはまだ明らかにされていない)広大な海ともいうべき，スピリチュアルと呼ばれる人間の可能性と関わりをもって，科学的な伝統を築き上げる"(Tart, 1976, p. 58)必要があるということである。

　ここで展開される視座・価値観・主題は，トランスパーソナルケアリングという関係を通して拡大していける。個人的な個々のスピリチュア

ルな可能性を認識し，実現しようという一つの試みである。Nightingale は，看護がスピリチュアルな実践であることについて非常に明確に記述しており，彼女が展開した理論に一致している。看護師と患者のあるがままの自己が，ケアリングが行われる「時点」にともに参加する時，自己治癒力や「正しい関係」や人の統合性が進む可能性が生まれ，看護師と患者の双方にとって調和が高まる。

トランスパーソナルケアリングという関係性のなかで，看護師と患者の間でスピリチュアルな一体感が生まれ，それぞれ互いの自己・時間・空間・生活史を超えることができる。言い換えれば，看護師が患者の経験のなかに入りこむ時に，看護師と患者の二人よりもはるかに大きな，エネルギーのある新しい現象野である**カリタス領域**（Caritas Field）が生まれ，患者も看護師の経験のなかに入りこむことになる。両者によって経験が共有されることで，エネルギーのある独自の現象野がつくりだされ，規模と奥行きを増しつつ，錯綜した生の形の一部となる。

トランスパーソナルケアリングのアート

Tolstoy（1975）によれば，アートの意味について思いを巡らせる場合，アートはヒューマンライフのある状態であり，人間同士が触れ合う手段の一つであるということを第一に考えなくてはならない。人間同士が触れ合うことによって，アートの受け手はある種の関係性に入ることになる。自分と同時に，あるいはそれ以前，それ以後に，同一のアーティスティックな表現あるいは類似の表現を受け取るすべての人，そしてアートを創り出した人との間の関係性である。アートのもう一つの特徴は，感じたものを伝えられるということである。

他の人の感情表現を聞いたり，見たり，あるいは直観で受け止めた人は，その人がその感情を表現しようと心を動かされた元となる情動を経験することができるという事実が，アートに関する活動が成立する基盤である。人間性や経験について一方の人が感じていることは，もう一方

の人に映し出すことができる。一番簡単な例でいえば,人が笑っているのを聞いた者は楽しくなり,人の泣き声を聞いた者は悲しみを覚えるということである。ある男性が興奮したり,いらいらしているのを見た人は,同じような心の状態になるかもしれない。動作や声の調子によって,勇気や決断,怒りや冷静さを表現し,こうした心の状態が別の人に伝えられる。苦しみはうめき声やけいれん発作によって,その苦しみそのものが他の人に伝わる。ある女性が,人や物事,現象に感心したり,情熱を感じたり,恐れたり,尊敬したり,愛するといった感情を表現すると,他の人々も同じような感情に心を動かされる。

　看護とケアリングがアートとして活動することが成立する基盤にあるのは,他の人の感情表現を受け止め,自分自身のものとしてその感情を経験できるというこの能力である。看護師が,ケアリングという気持ちや思いやり,関心をもっている自己と,相手とを結びつける対象を用いて,その感情を具体的な内的・外的なサインによって表現する時に,看護のアートが始まる。

　感情が経験されているまさにその時に,感情を表に現すことによって,アートが相手を直接的に即座に動かすということはない。自分自身が笑ったり,泣いたりせざるを得ない時に,別の人をくつろがせたり,泣いたり,笑わせたりできることが,ケアリングではない。アートといえるのは,看護師が患者の感情を経験したり把握して,こうした感情を感じ取ることができ,次に翻って,そうした感情を表現できた時である。その際,患者がそうした感情を十分に経験でき,患者が表現したいと願ってきた感情を外に出せるような方法がとられる時である。

　看護師がアートを使う者として,患者たちに伝えようとする感情には,強弱があったり,重要なものや取るに足らないものであったりと,さまざまである。そうした感情は愛や恐れ・勇気・楽しさ・平安・畏れでもあることもあるが,それらはすべてがアートである。

　看護におけるアートやケアリングのアートとしての活動は,看護ケアという状況での人間同士の交流から生まれる。人と人とのやり取りに

第8章 トランスパーソナルケアリングという関係

よって，看護師のなかにある感情が呼び起こされる。看護師は，この感情を経験し，自己のなかでそれを呼び起こしながら，動作・触ること・音・言葉・色彩・形などを使って，感情を相手に伝え，その結果，患者が同じ感情を経験する。これが，トランスパーソナルヒューマンケアリングのアートあるいはアート性の働きなのである。

　トランスパーソナルケアリングのアートは，人間の活動の一つであるが，以下のように行われる。具体的なサイン・非言語的表現・意識・意図・心に重きを置く愛に満ちた癒しなどを用いて，看護師は意識的に自分が経験し，理解し，身に付けた感情を患者に伝える。患者は，こうした感情によって一体化し，患者もまたそれらを経験する。本当にアート性のあるケアリングによって心を動かされた患者は，看護師の表現と一体化するために，表現された感情が，患者がそれまで表現したいと願っていた感情であるかのように，自分自身の感情として感じることができる。これが，トランスパーソナルケアリングがもつ主要な特徴である。本当のケアリングを行う看護師／アーティストは，受け手の意識のなかにある，「自分」と看護師を隔てている垣根を取り除くことができる。言い換えれば，看護師は，人間と人間が精神と精神で深くつながるという一体感をつくることができる。それは身体的存在を超えつつ，患者を客体という道徳的状態へと還元することなく，人間の主観性と身体性を保持する。このように，同じ感情を同じように経験した人(たち)と，感情が一体化することで，看護師も患者も，ばらばらになったり，孤立しないでいられる。感情が一体化することによって，自己治癒力が高まり，内側にある力が発見され，コントロールが可能となり，相手が自分の実存のなかに意味を見い出す助けとなる。これが，看護を含めすべての医療実践における，トランスパーソナルケアリング-ヒーリングのアートとアート性がもつ，もっとも魅力的な力である。

　看護師が患者の魂の状態を正確に突き止めることができ，看護師がこの情動と患者との一体感を感じることができ，翻って，それを正確に表現できる場合，受け手は，自分が表現しようと願っていた感情を放出す

る。このようにして，人間の主体性が回復できる。これこそが，私がトランスパーソナルケアリングのアートと呼ぶものである。ただしこうした自覚がない場合は，ヒューマンケアリングのプロセスのなかで感情の一体化が進められず，したがってトランスパーソナルケアリングも生まれない。看護におけるトランスパーソナルケアリングのこうした行為を，私は，ヒューマンアート・ヒューマンケアリングの科学・看護の道徳的理念と考える。

前提条件

　看護師が伝える感情が個性的であり，真正のものであればあるほど，ケアリングのプロセスが相手に与えるインパクトは強くなる。伝えられる魂のありようが個性的であればあるほど，受け手の感じる解放・満足・喜び・平安の度合いは増し，ケアリングを経験し，参与する度合いは増し，容易に行えるようになる。言い換えれば，このレベルにおけるケアリング-ヒーリング(**カリタス**)看護では，自己を十分に使いこなすことが求められるのである(Watson, 2008)。

　表現が明瞭であることが，看護師がケアリングを行う役に立つ。感情の伝えられ方が明瞭であればあるほど(その感情を，ある程度，患者はこれまでも知っていたし，感じていたのだが，明瞭に伝えられた時に，もっとよく理解でき，その表現が今になってはじめて見つかるのである)，受け手は一体感を強く経験できる。

　看護師が心から誠心誠意患者に対峙し，誠実になればなるほど，感情の一体感やスピリットとスピリットのつながりという意味での「トランスパーソナルケアリング」は高められる。受け手が，看護師が無理に感情をつくり上げようとしていると感じ，実際には，看護師の魂のありようとの一体感を感じてはいないのに，ただ"流れに身を任せて"，相手の感情に合わせて動こうとし，自分自身の内部で，表現したいものを感じていない場合は，患者のなかにすぐさま抵抗が起こる。信頼は壊され，表面的な対応があるだけである。こうなってしまうと，もっとも個

性的な対応も，綿密に練られたアプローチも，考え抜かれた技法をもってしても，感情の放出ができないばかりでなく，患者を不快にし，不調和(不健康)の状態をつくりだす。

　看護師が誠実な場合，ある「時点」で自分が経験したり実感した通りに，その感情を誠実に表現することができるので，誠実であることと個性的であることは両立する。それは，患者を表面的に満足させたり，施設の評価を上げるために近年用いられるようになった，よそよそしい，専門家が書いた医療用台本といった見かけ倒しものではない。看護師の一人ひとりが唯一無二の存在であるのだから，ある一人の看護師が抱く感情は個人的なものとなろう。彼らが個人的であればあるほど，看護師はアーティストとして，自分のありようの内奥からより多くの感情を引き出し，それらが自然で本物である度合いは高まる。誠心誠意対峙するありようは，農民アートや自然において常に守られてきたのであり，このことによって，なぜこうした行為やアートに大きな力があるかが説き明かされる。

　しかし，このようなありようは，看護という職業について教育する場合の経験や社会化する場合の経験において，全くといっていいほど欠けている。その代わりに，専門家意識や科学主義は，人間性を臨床的-医学的にとらえて，人為的な目的に置き換えている。上記のようなものが，トランスパーソナルケアリングであり，看護におけるヒューマンケアリングのプロセスのなかで行われるアートとしての表現を決めるのに役に立つ。その表現は，道徳的な理念としては，主観的事実からは離れていると考えられる。実際に，トランスパーソナルケアリングのアートとアート性は事実と意味の間をつなげ，患者が「正しい関係」を見つけ，調和を進め，治癒力を高め，自己をコントロールし，自己を知り，自己をケアリングし，自己を癒す方法を見い出す助けとなる。

　上記に挙げたありようは，看護師によってその姿を変える。例えば，スピリチュアリティの程度，創造性，個性を際立って表現する看護師がいれば，表現が明晰な看護師もいる。また誠心誠意さが傑出している看

護師もいる。一方，誠実さと個性はもっているが，明晰さに欠ける看護師もいれば，個性的で明晰であっても，誠実さが足りない看護師もいる。このように，程度も組み合わせもさまざまである。看護師とケアの受け手とが一体となれば，両者ともに，スピリチュアルな自己と近しい関係が結べるようになる。

　同じように，看護師はスピリチュアリティ・創造性・個性・明晰さ・本物の自己を使って，さまざまな組み合わせで感情を表現する。行為や動きに比重を置く者もいれば，言葉・感覚・音に頼る者，存在感・沈黙・言葉を使わない身ぶりを用いる者，正確さ・形態・情報・知識・色彩・意図的に触れることを重んじる者など，これについても程度や組み合わせにあらゆる可能性が考えられる。このように，魂のありようを伝える際に使われるものの程度や組み合わせについて看護師に当てはまることはまた，患者にも当てはまる。Mary Catherine Bateson（Margret Meadの娘）は，「すべての行為はその瞬間その瞬間，即興で行われるものであり，どの瞬間として同じではありえない」と述べている。人と人とのつながりも，一期一会であり，決して繰り返されることはない。しかし，ある瞬間に起きたことは，次の瞬間を伝え，またその次の瞬間へというように続く。私たちはこうした瞬間，瞬間をつないで，人生を生きていくのであり，良きにつけ悪しきにつけ，その瞬間によって，人間性と意味ある人間実存を深めるための感情や選択肢の奥行きが決まるのである。

トランスパーソナルケアリングのまとめ

　道徳的な理念としての，トランスパーソナルケアリングのアートとアート性は，人間の感情を伝え放出する一つの手段であるが，それは，看護に自己全体を参与させることで行われる。したがってトランスパーソナルケアリングは，個人が自己をより高く，より深化させ，調和を求めて発展する手段であり，意識においては，自己はより大きなものと関

係を結び，高次のレベルへと発展していく。

　まとめていうと，トランスパーソナルケアリングのアートによって，人間性は調和を高め，スピリチュアルな進化を経て，オメガポイント／完全へと進むことができる。感情とケアリングコミュニケーションのこのような一体化によって，人間は，同時代の人間だけでなく，先行する世代や祖先たちのあらゆる知識や経験を利用できるようになる。そうした人々のことを考えたり，その表現を知ることで，彼らの知識や経験を得ることができる。看護におけるトランスパーソナルケアリングのアートによって，人は，時間と空間を超えて共有される人間性という感覚に近づくことができる。それは，似たような状況にある同時代の人間だけでなく，私たちの先人によって歴史的・世界的・文化的に経験された間主観性や，他の民族や文明の伝承・信念体系・価値観をも呼び起こす。

　人間の思考が，間違えたことや不要なものを取り除いたり，取り換えたりしながら，真実で必要な知識／智恵を付け加えて進化していくに従って，人間の感情や意識は，ケアリングの道徳的なコミュニティに向かって発展していくことができる。その際，人間同士の関係性におけるトランスパーソナルケアリングの道徳的理念という手段が用いられる。そこでは，人間のウェルビーイングの役に立たない不必要な感情は，ウェルビーイング・尊厳・人類と母なる地球の存続にとって有益で，愛に満ち，人とつながり，必要とされる感情によって置き替えられる。このように進んでいくことによって，ヒューマンケアリングと世界平和との間に関係があることが明瞭になってくる。人間のこのような栄誉あるプロセスが，同心円を自己から他者へ，コミュニティへ，地球へと無限の宇宙に至るまで進んでいくことができるのは，看護におけるトランスパーソナルケアリングのアートのおかげである。看護におけるトランスパーソナルケアリングのアートが向上し，人間に対する感情を思いやりのある，愛に満ちた，役に立つものへと進めば進むほど，ケアリングの意識は進化する。そして，看護が抱えている内容と主題に関連づけて，理想的なケアリングとは何かを定めることができる。

Tolstoyの文献を検討しながら，トランスパーソナル看護について考えてきたが，そこにはアート・科学・倫理学・テクノロジー・形而上学が入る余地がある。間主観的な感情やそれぞれの状況のもつ本物の個別性とともに，人間性の変遷やケアリングのアート性へと注意を向けてみれば，そのプロセスには，その瞬間その瞬間，その場その場でさまざまに表出される感情表現がさまざまに組み合わされることがわかる。そのありようは完全には説明したり予測したりできない。

　感情を強調したり，人間と人間とのケアリングがもっている深奥での人間的な部分を強調することは，「一個の人間」という私の見方と相通じる。トランスパーソナルケアリングでは，感情の放出・個人のスピリチュアルな自己・魂の発展が可能になるだけでなく，個人の知覚と経験との一致を促し，あるがままの自己と理想の自己を向上させ，調和と癒しの可能性を高める。このプロセスによって，看護師は自己を振り返って内省することができる。

　トランスパーソナルケアリングのプロセスというのは，かなりの部分，アートであり人のアート性である。というのも，それは相手（患者）の魂に触れ，相手の情動を共有し，相手と一体となり，自己を高め，大いなる調和に進むという目標をもっているからである。また，そのプロセスによって，de Chardinがいうところのオメガポイント，つまり完全な状態へと人間は動いていくことができるので，人間性が継続し，保持できるようにもなる。

　魂のありようと感情が伝わって，二人の個人が一体化することによって，人間の心・スピリット・魂が自由になり，それによって，大いなる強さ，力，能力を得て，実存と不健康に含まれる，目的にかなう，比喩的な意味を見い出すことができる。それはまた，ヒューマンケアリングのつながりのアートを用いて，スピリチュアルな自己との親密な関係を築きあげる。

　看護師によるトランスパーソナルケアリングのなかで感情が放出され，ケアの受け手（患者）は，自分の魂と自己をうまく融合させることが

できる。この融合によって，知覚された自己と経験された自己を構成し直し，再形成できる。両者の統合は進み，それはトランスパーソナルケアリングの本質であり，両者はすでにスピリチュアルな存在であるからである。

　患者と看護師を，トランスパーソナルケアリングの理論という文脈でとらえるには，この二人の間の，その瞬間，その瞬間での，人間のスピリットとスピリットのつながりにおいて見なくてはならない。ケアを与える者と受ける者は，二人が一緒になって一つの事象をつくり上げている。この事象は，実際にケアリングが行われる「時」のことで，そこで間主観的なケアリングが行われる「時点」が生じる。

　その個人の意識・意図性・本物の存在・情動が，出発点となるとともに焦点でもあり，魂と身体への入り口ともなる。その個人が，調和を増して高次の自己へと進んでいくならば，その人の自己治癒は進み，実存における意味を見い出す能力を手に入れることができる。この時点で，どんな病気をしていようと，身体的にあるいは人としてどんな状態であろうと，健康／癒しと不健康との間でよりよい選択ができる。

　依然としてケアリングそのものから未知の事柄が現れるのは，看護行為あるいはケアリングのつながりそれ自体とはどんなものであるかということは無論のこと，「どのように（事態と様態の関わり方）」や，トランスパーソナルなありよう，二人の魂の一体感のありようにもよる。

　看護についての道徳的理念としてのトランスパーソナルケアリング-ヒーリングに関して，ここで表明された考えを使って，看護師は患者の魂のありようや自分自身の魂のありようを把握しながら，自分の人間性や創造性の深みへと分け入ることができる。ケアリング-ヒーリングの間主観的プロセスには限りがなく，知識とアプローチの広がりとともに拡大し続ける。人間と人間との間のトランスパーソナルケアリングは，看護の一つのスタイルの本質であるとともに道徳的な理念であり，そこでは，人間の尊厳と人間性が保持され，健康-不健康に関する経験のなかで，人間を軽視するようなあり方は除かれていくのである。

●引用文献
Gadow, S. (1980). Existential advocacy: Philosophical foundation of nursing. In S. Spieker & S. Gadow (Eds.), *Nursing images and ideals* (pp. 86-101). New York: Springer.
Tart, C. (Ed.). (1976). *Transpersonal psychologies*. New York: Harper & Row.
Tolstoy, L. (1975). What is art? (L. & A. Maude, trans.) In J. Hersey (Ed.), *The writer's craft* (pp. 25-30). New York: Knopf.
Watson, J. (2008). *Nursing. The philosophy and science of caring*. Boulder, CO: University Press of Colorado.

第9章
ヒューマンケアリングに関するワトソン理論の構造の概観

概要

主題

本理論の基礎となる主題を以下に挙げる。

1. 人間を中心にするサイエンス・アートとしてのヒューマンケアリングは，たゆむことなく，明らかにされ，発展し続けられなくてはならず，決めてかかってはならない。
2. ヒューマンケアリングのサイエンスは，哲学的-倫理的-認識論的-存在論的な，学問的基盤となることで，看護学を保持し，看護が社会／人類と果たした約束が実現できるようにする。
3. 変容可能で統合された世界観が，人間性や宇宙における役割を目指す方向に向かっている。
4a. 一つのゲシュタルト[訳注]としての，看護師と患者双方の相互性。

訳注：ゲシュタルト（gestalt）は，形態や姿を意味するドイツ語。ゲシュタルト心理学では，要素の集合に還元しない全体的形態（gestalt）を知覚や認識の本質に関わるものとして概念化した。

ある時点における，トランスパーソナルかつエネルギーのある**カリタス**(Caritas)現象野。つまり看護師-患者という関係性は，間主観的な状況のなかで生まれる。
4b. すべてがつながっているという，統合された世界観。
5. 看護におけるヒューマンケアリングの関係性は以下のようなものとしてとらえられる。道徳的理念，意識，志向性であるが，それにはエネルギーのある**カリタス**現象野，実際にケアリングが行われる時，ケアリングが行われる瞬間，トランスパーソナルケアリング-ヒーリングといった概念が含まれる。

中心的な視点：ヒューマンケアリングに関するケアリングのサイエンスの理論
- 関係性のあるケアリング：倫理的-道徳的-哲学的価値観の方向を向いた基盤として
- ケアリングの核心：10のケア因子／カリタスプロセス――愛や心に価値を置くケアリング／思いやり
- トランスパーソナルケアリングが行われる「瞬間」――カリタス領域
- 意識としてのケアリング――エネルギー-志向性――心に価値を置く人間存在
- ケアリング-ヒーリングの様態

6. ヒューマンケアリングは，ある瞬間に内在していると同時にそれを超越しており，私たちの生とサイエンスの世界において，形而上学への回帰を促す。

また，健康-不健康・環境・宇宙，またそれらが，物理的-物質的対象や生の価値と，どのように相互に関わり，交わり，超越するかいうことも，主題に含まれる考えである。ヒューマンケアリングのサイエンスがこうした学問的基盤によって，ケアリング-ヒーリングに関して成長した実践者として，愛を取り戻し，心に価値を置く人間へと回帰すること

ができる(*Caritas* Nursing, Watson, 2008)。

価値観

　本書を流れる価値観は，生の不思議・神秘・奇跡，そして人を変化させて高く深いレベルの意識へと高めて行く力に，深く尊敬の念を抱き，それに対して心を開くことと結びついている。Teilhard de Cardin の見方によれば，人は，オメガポイントに進みたい，もっと敬虔に，聖的に，神聖になりたい，そしてその人のスピリチュアルな方向・尊厳・*soul's code* に添いたいと願っている。

　基礎にある価値観は，スピリチュアル-内的・主観的な生の世界に，しっかりと注目し最高度の敬意を払うというものである。そこでは，成長して変わろうという力を備えた，スピリットに満ちた人がいる。人間同士が相互に関わり合う，真正のケアリング-ヒーリングが存在し，それは，患者の目下の健康-不健康に関する状態が深刻であろうとなかろうと，患者が自己について知り，自己をケアリングし，自己をコントロールし，自己治癒をすることを助ける。例えば治療されても，癒されない場合がある一方，治療されなくても，心穏やかな死／死ぬことによって，スピリット／神秘へと回帰し，究極の癒しを経験するということもあろう。この理論が前提とする価値観のシステムには，オリジナルな理論にある用語や構造が組み入れられている。それは，10 のケア因子(Watson, 1979, 1985)で，人間らしい利他的行為，自分自身とケアを受ける人に対する感受性，生と他者に対する愛と信頼などがある。最近では，これらは拡大されて，10 のカリタス(Caritas)プロセスという，さらに発展した理論を含むようになっている。ここでは心に価値を置いた，愛に満ちた優しさ・思いやり・平静さといったものを実践することが認められている。また，あらゆる手段を使って，ヒューマンケアリングの実践やケアリングの様態について知ることで，創造的な問題解決を探ることもここにふくまれる(これと対極をなすのは，問題それ自体にのみ焦点を当てることである)。そして奇跡や，実存的／スピリチュア

ルな神秘がここで姿を現すこともある。最後にいうと，ヒューマンケアリングは看護の道徳的理念として尊重されるのであるが，それは，人間性や尊厳を保持し，内的および外的な生の旅路において自己／他者を統合し，全体性を維持するために，意識的な志向性をもち，思いやりをもって関わるというものである。

目標

　理論がもつ理念には，次のような目標がある。心に価値を置くように人間を向上させること，心-霊的な成長を尊重すること，自己と他者への意識を高次で深いレベルへと発展させること，自分自身の苦悩・実存・経験のなかに意味を見つけ出すこと，内的な力とコントロールを探り出すこと，そして超越したり自己治癒の可能性をつくり出すことである。

ケアリング-ヒーリングの様態：治療的看護アプローチ

　この理論における介入は，ケアリング-ヒーリングの様態や治療的看護アプローチとして再構築される。これはヒューマンケアリング-ヒーリングのプロセスと関連しており，このプロセスに，看護師も患者も一個の人間として全的に参加している(原書注)。ヒューマンケアリングに必要なのは，ヒューマンケアリング-ヒーリングの意識について知ること，存在していることとプロセス，そして医学的／技術的な能力や技術のバランスをとり，補完するようなケアリングの力／リテラシーである。ケアリングに必要なのは，個々のニーズを知り，理解すること，他者のニーズにどのように対応するかを知ること，自分の強みと限界を知ること，患者がどんな人であるかを知り，その患者の強みと限界を知るこ

原書注："介入"という言葉は，看護理論を分類する際や，文献上で看護モデルの構成要素を分類する際に使われる。この言葉は，機械的に聞こえ，耳ざわりで，私の考えや理念にはそぐわない。私の趣旨に比較的かなった言葉は，「ケアリング-ヒーリングの様態」と「治療的看護アプローチ」である。私は「介入」をこのようなものとして，再構築した。

と，どのように人を慰め，思いやりや本物の存在感を示せるかを知ること，そして患者が傷つきやすく，痛みを感じ，傷を負い，悩み苦しんでいる時に，その人を全体として包摂することである。また，ヒューマンケアリングでは，患者が生の状況について創造的な解決法を探究するようになり，成長し，「今ここで」という現在を超越できるように働きかけるだけでなく，ケアリングとヒーリングについて，一般的かつ具体的に知り，かつ実践するという行動も求められる。

ヒューマンケアリングのプロセスに関連しているケアリング-ヒーリングの様態は，意識・志向性・意思・相互関連・行動を必要としている。このプロセスには，（人が）生物的，その他によって脅かされている場合にも，人間性を保持し，ヒューマンケアリングを維持することを目指す，道徳的理念としてのヒューマンケアリングへの熱意が存在する。このプロセスでは，人の主観性と，看護師と患者の間主観的なつながりが肯定され，意識を高め，スピリチュアルな成長ができるようになり，自己／他者と正しい関係がもてるようになる。ケアリングに関する理論の構造と用語，それにヒューマンケアリングという現象につけられた名称は，オリジナルのケア因子(Watson, 1979, 1985)と，10のケア因子から改訂された10のカリタスプロセスの新しい用語のなかに入っている(Watson, 2008)[原書注]。

これらすべてのケア因子／カリタスプロセスは，看護師が患者とともに共有しているヒューマンケアリングのプロセスの瞬間瞬間(クリティカルケアの際に点滴静注を行う時であろうが，意識のない患者の肌着を交換する時であろうが)に実現される。このプロセスのなかで，ヒューマンケアリングが求めているのは，看護師がケアリングについての意識や志向性，癒す者としての存在感をもつことである。それだけでなく，意思や価値観，それに人間同士の間主観的なケアリングが行われる瞬間

原書注：改訂されたカリタスプロセスについては，Watsonの著作(2008) *Nursing: The Philosophy and Science of Caring* 改訂版(Boulder, CO: University Press of Colorado)による。

という理念への熱意も求められるが，この瞬間は，看護師と患者双方の個性・尊厳・人間性を保持することを目指している。こうしたことが理念ではあるが，看護師によって，その時々によって，高いレベルのケアリングも可能である。どの程度のケアリングが行われるかは，複数の複雑な力学やパターンの影響を受けて決まる。ケアリングが行われるその瞬間ごとで，ヒューマンケアリングが，相互的な経験とか，間主観的なつながりとして具体化されればされるほど，実存に潜む意味を見い出したり，自身の内的な力やコントロールを探り出し，超越や自己治癒を促すことによって，人間の健康-ヒーリングの目標に到達できる可能性が増大する。

よく行われること

上述したヒューマンケアリングで経験することは，地球という船に乗って旅路を行く同じ人間同士として，私たちがよく行うことと同質である(Watson, 2008)。

- 自己や他者や母なる自然／地球と，私たちがもっている関係を治す術を知る。
- 人間が経験している苦悩の質を変えたり，苦悩に潜む意味を探り当てる。
- 生がもっている意味を深く理解し，思いやりや平静さをもって人生の変転を受け入れる。
- 生に限りがあることや，生の聖なる循環の一部として，死／死ぬことを深く理解し受け入れる。
- 自分自身の死の心構えをする。
- なぜ私たちが，地球という船に乗っているのかを思い起こす。
- 問いを挙げること：私たちに備わっている賜物や才能は何か。私たちはなぜここにいるのか。地球が目指すものとして，私たちがここで何を果たすべきか。この聖なる生の旅路において，魂の行きつく

先は何か。

そして最終的に，ヒューマンケアリングのサイエンス／ヒューマンケアリングの理論によって，看護学は個別にも，集合的にも，個人における，社会における，世界の文明における，人間性の保持に役立つことができる。人間と人間とのケアリングを目指すこうした道徳的理念のおかげで，人間のスピリチュアルな進化は，ケアリングおよび平和に満ちた世界規模の道徳的な共同体に向かって発展することができるのである。

視座

理論の視座は，霊的-実存的，現象学的な方向を向いている。しかし，それはまた古くから地域地域で固有に行われてきた実践や東洋の哲学，進化した西洋の信念体系，時を超えて受け継がれてきた古えの智恵も取り入れている。視座が基礎を置いている基本的な原則や根拠の大部分は，Nightingaleが描いた見取り図に重なり合うもので，21世紀には実現されなくてはならない。

文脈

文脈は，人間主義的・形而上学的で，科学的ではあるが倫理的側面をもち，看護学のアートとサイエンスの両方を組みこんでいる。科学（サイエンス）モデルは拡張されて，人間・ケアリング・愛を組みこみ，そのようなものとして科学は特徴づけられている。このように，文脈は，人間主義的な科学という発展した視点を，看護学の学問的基盤に取りこんでいる。

アプローチ

ここで取られるアプローチは，世界観が発展し移行しているなかで，全体的には記述的である。理念は，道徳的-倫理的，存在論的-宇宙論的であり，できる限り規定的に記述されると同時に，ヒューマンケアリン

グのサイエンスとしての看護学にある,ある価値観をもち,人間に約束をしている学問的基盤を明確にする。

方法

　理論の研究には,質的にデザインされたフィールドスタディ(臨床現場での研究)で,できるだけ自然に近い状況で研究する方法が最適である。私の考えが最もなじむのは,現象学的-実存的で,解釈的・創造的な形をとる探究や,調査研究の進化した方法論である。この考えから,応用人文科学あるいは応用哲学,倫理学のアプローチを取ることもできる。方法に関して注意しなくてはならないことがある。それは,ある一つの科学的方法に関して,誰もが同じ意見をもつわけではないということである。つまり研究のために選ばれた理論がどのような構成要素からなるのか,あるいはどのような現象を研究しようとしているのかによって異なる。経験則からいうと,研究のためにとる方法は,研究される現象に合っていなくてはならない。つまり,替わりの方法や,新しい方法が必要だということがわかっているのに,関心をもった現象をある一つの方法に無理に当てはめてはいけないし,逆も真である。

　私は,従来のものから探索的なものに至る幅の広い方法をとってよいと考えており,研究者には,パラダイムを創造し,超越するアプローチを大いに追究してもらいたい。そのアプローチは,高い基準を維持し,厳格で信頼性をもちながら,新しい科学哲学にかなっているものである。例えば,歴史の研究,ケース／ケアの比較研究,叙述と物語,テキストの解釈学的分析,写真-絵画的な記録,文学作品,哲学的分析,経験的・現象学的解釈のような新しい分析技法のもとでの臨床データの研究,詩,劇作品,身体の動き／ダンス,新しい民族誌的アプローチ等々といったものが挙げられる。

●引用文献

Watson, J. (1979, 1985). *Nursing: The philosophy and science of caring*. Boston: Little, Brown. Reprinted 1985, Boulder, CO: University Press of Colorado.

Watson, J. (2008). *Nursing: The philosophy and science of caring* (rev. ed.). Boulder, CO: University Press of Colorado.

●参考文献

American Nurses Association. (1980). *Social policy statement*. Kansas City, MO: Author.

Gadow, S. (1984). Existential advocacy as a form of caring: Technology, truth and touch. Paper presented to Research Seminar Series: The Development of Nursing as a Human Science. School of Nursing, University of Colorado Health Sciences Center, Denver, March.

Watson, J. (1979). *Nursing: The philosophy and science of caring*. Boston: Little, Brown. Reprinted 1985. Boulder, CO: University Press of Colorado.

第10章
方法論：再考

> 人間の経験を研究する方法論を使って，存在論的・認識論的な真正さを探究していこうとすると，経験をとらえることができる真正の言葉とは何かを深く考えなくてはならなくなる…それは詩の形となることがある。
>
> Jean Watson(1994, p.14)

トランスパーソナルケアリングを研究し，看護学を，ヒューマンケアリングのサイエンスとアートとして発展させるための方法論には，より広がりをもった科学観が求められる。その方法論を構成する個々の方法がよって立つ前提も，これまでとは異なって以下のようになる。

- リアリティのありよう：統合されていて，文脈があり，関係性に影響を受ける。
- 研究者-対象-主体という関係のありよう：関係性と研究のプロセス自体が，影響を受けるフィールドの一部である。
- 真実の表現形態：真実とされることや研究結果は状況の影響を受けるのでいくつもあり，人間に関わる現象の深層を理解するのに役立つ新しい仮説を生み出す。
- 研究されている現象の性質：研究される現象に適った研究方法を選択しなくてはならない。
- 科学観：科学観はものごとを探り出すプロセスであり，そこから生まれるものである。パラダイムに忠実な場合もあるし，超越する場合もある。

第10章 方法論:再考

存在論的・認識論的な真正さ

　研究するのは,人間の経験とケアリング-ヒーリングのプロセスであるということから,方法について考えなくてはならない側面がほかにもある。それは,データを信頼して使って大丈夫かどうか(例えば,データの示す事実にどの程度の信頼が置けるか),応用が効くかどうか,一貫性があるかどうか,価値が中立であるかどうかといったことである。さらに,方法に関する別のさまざまな次元,つまり質の基準,理論の出典,使われた知識の種類,用具,設計,場面についても検討する必要がある。また,使われる言葉が真正であるかどうかということも,ヒューマンケアリングが用いる方法という点から検討しなくてはならない。というのも,人が意図している意味や表現を確かにとらえることができる言葉を使うことが重要だからである。人の生における経験を正確に表現し,伝えるためには,聞いた人の心に届く言葉で,比喩を用いたり,時には詩的な表現を取ることもある(Watson, 1987; Chinn and Watson, 1994)。

　私の理論を研究するために用いる方法論を大きく分類すると,質的-自然主義的-現象学的フィールド(臨床現場)を使う,解釈的・表現的研究方法,それに質的方法と量的方法を組み合わせたものがある。これらの方法論に対して,伝統的ともいえる量的・合理的研究方法がある。

　トランスパーソナルケアリングに関する看護理論(質的-現象学的-自然主義的アプローチという枠内での)は,人間の実存・不健康・ヒューマンケアリング・人間の治癒力に潜む意味を探究するために,さまざまな質的／量的,創造的な方法を利用できる。このなかには,存在論的事例研究や内容分析といった初期の記述的アプローチが含まれる。ほかにはエスノメソドロジー(社会-文化レベルで用いられる現象学的アプローチ)も方法として検討される。

拡大する認識論的方法

　看護学や人間にまつわる現象が，知ることや存在のさまざまなありようを含んでいることを認めることで，確かな方法やアプローチを使って人間が経験した現象を明らかにするいくつものやり方が現われてきている。現象学的／解釈学的／解釈的な研究法は，この20年間に発展した優れた方法であり，多くの看護理論家や研究者によって，看護学に適した方法として次第に認められ，よく用いられるようになっている。それには語りや物語も方法として含まれる。他の質的方法も，その大部分は何らかの点で現象学的なものであり，さらに発展させていく価値がある。

　ここで，第11章の最後に載せている詩について少し述べよう。私は，西オーストラリアの奥地にあるアボリジニの保護地区で，共同体における喪失と悲嘆を研究した。そこでわかったことを研究成果としてまとめるために，二つの現象学的アプローチを用いた。この例は，現象学的アプローチを用いた例の一つにすぎない。新しい創造的な方法が世界中で常に探究されているが，私が使った方法などをさらに発展させ，それを実際に使う必要がある。看護師には，研究の対象となる現象に適した新しい研究方法を編み出すことが大いに求められている。本書では，現象学的な方法についての拡大する概念について述べ，現象学的方法を，ヒューマンケアリングのサイエンスとトランスパーソナルケアリングを研究するために用いる場合の妥当性とその展開について言及するに留める。それは一つのアプローチにすぎない。

拡大する現象学的方法論

　現象学的方法についての従来の視点では，経験された時に用いられた言葉を使って，経験が記述・説明される。その言葉は人間の感情がもっている真正さをとらえる。またこの方法は，人間の経験を，個人の主観

的な世界の内側から現れ，意識にのぼった通りに記述し，理解しようとする。そして，このことをもとに間主観的に現れた形で記述し理解しようとするのである。こうした経験は，ヒューマンケアリング-ヒーリングといった現象を含むばかりでなく，人間の健康と不健康に関する経験も含むのである。例えば，喪失-悲嘆・不安・希望・絶望・愛・苦悩・孤独・スピリチュアルな自己・意識の高次の感覚・無限ともいえる人間の経験と実存の概念といったものである。手短にいえば，現象学的な研究の主題は，人間の経験，すなわち，その種類や構造・内的な主観的意味・表現・本質・関わり方である。

　現象学の父といわれるHusserl(1977)は，経験の現象学的分析と，経験の心理学的分析を弁別することに関心があった。この意味での心理学は，経験世界のなかにおいて経験された事象として，経験を研究する経験科学と考えられる。そしてこうした経験的な文脈のなかにある経験について，記述され，一般化されるのである。

　現象学についてのHusserl(1977)の考えには，異なった態度がある。経験の実存的，**歴史的側面を括弧に入れ**たり，経験が具体化する**本質**や**理念の型**に取り組むことを含むのであるが，それは私たちが実際に経験したり，あるいは自分たちがそれを経験していると心に描くことができるものである。現象学では，このような本質が研究され，それらの間にあるさまざまな関係が明らかにされる。Heidegger(1962)は，詩の形で表現されているもののなかに見出される経験こそ，哲学が最大の関心を払うべきものであり，経験を現象学的に分析する方法だけが，存在の意味を明確にできるという確信を抱いている。

　人間にまつわる現象(ケアリングや，ケアリングが行われる瞬間，不健康や健康といった存在に関わる事象など)は，物体のようなものではない。つまりこれらは，物を扱うようなやり方で研究したり，調べたりできないのである。"何を(事態)"よりもむしろ"どのように(様態)"に焦点が置かれる。それは，価値が中立的なバラバラで互いに関連しない形で説明することを求める，中立的なものではなく，実存の様態や存

在の意味が取り上げられる。看護という人間的な現象は，経験に漂う雰囲気や，経験から感じられる感情や情動を通じて，その姿を現す。

現象学的研究が進められる行程や，この種の研究が主に何を対象とするかに関しては，さまざまな見方がある。けれども，経験を分析する際には，経験している人，あるいは経験するかもしれない人の見方から経験を分析することが優先される。このことは，原則として確認されることで，多様な見方を一つにまとめることができる。ヒューマンケアリングのサイエンス，特に看護の科学に，伝統的・合理的・量的方法論を用いることに対して，反対論が増えてきているが，そうした反対論を研究プログラムへと具体化することは依然として困難に直面している。

ピッツバーグのDuquesne大学のAmedeo Giorgi教授の初期の研究(Giorgi, 1975)やスウェーデンのGöteborg大学教育学部の研究者たちは，長きにわたって経験主義的な現象学的アプローチを練り上げてきた。彼らは，現象学が，人間にまつわる現象を研究するために，従来とは異なる方法を提供していることを評価している。

Merleau-Ponty(1964)の考え方も，看護学にとって一考に値するものである。Merleau-Pontyによれば，現象学を理解する鍵は，人間は，人間の行動に"適切な存在論的地位"を与えるためにのみ行動しているということを，所与の条件として受け取ること，つまり，行動を純粋に物理的・身体的な領域からはずすことである。その上で，Merleau-Pontyは，行動の概念を主体と世界との弁証的な関係をもとにするので，その結果，人間にまつわるどのような現象も，主体-世界という関係のなかに置かれることになる。それというのも，人は必ず"なにか"について意識をしており，それゆえに世界へと向いているという考え方が概念に含まれているからである。主体-世界の関係の統合性を認識することで，私たちの存在は，主観的にとらえたものとしての世界の経験に忠実になることができる。私たちが描くことができるのは，客観的世界でも主観的世界でもなく，ただ経験するそのままの世界だけである。

主体と世界との分かち難さを考えるとき，世界との関わり方(世界の

143

なかでのあり方)のレベルを分けることが重要である(Alexandersson, 1981)。一つのレベルでは，世界を「前内省的」な方法で扱う。つまり，世界に密着し，直接的に関わり，それを生きるということである。Merleau-Ponty の言葉でいえば，"私が投射した世界のなかの「自分(というものの)」の外側に，私は存在する"(1964，pp. 186，187)。

　しかし，経験は，主体と世界との間にかわされた対話を具体的に表現し，前内省的レベルで関心を向けている世界にとどまらないなにかを示している。もし私たちがなにかほかのもの，例えば経験の仕方に関わり，自己を超えて広い宇宙に存在するなにかに関わることができる場合，内省的レベルと呼ばれる第2レベルで，世界と関わることになる。内省的レベルで探究される対象は，経験されるもの，つまり経験の事態(例えばヒューマンケアリング)と，どのように経験されるのか，つまり経験の様態との関係である(Merleau-Ponty, 1964)。従来の方法ではとらえにくい実存的(スピリチュアルな)現象を探究する方法として，現象学が出現したと理解することもできる。

　Giorgi(1970)，Alexandersson(1981)，Marton(1981)，Zaner(1975)らは，初期の現象学的研究の先駆者で，画期的な試みの先頭に立っていた。彼らによるヨーロッパの視座では，現象学を方法として用いる場合，世界がどのように経験されるかが重要である。これには「現象学的**還元**」が必要となる。ここでは実存的に，スピリチュアルに，経験される事態だけではなく，その形態・経験のされ方・様態について考察されることになる。

　Alexandersson(1981)の考え方では，ここでの「還元」は，従来の科学の概念でいう還元主義的な「還元」ではなく，自分の経験から一歩離れて，その経験について内省し，その経験のもとにある構造は何か，どのような構造が経験を生み出しているのかを内省的に探究することである。Zaner(1975)によれば，現象学で主に使われる還元という方法を，"関心の収束点のシフト"と，それに続く"内省的定位"という言い方で説明している。

現象学的還元は，例えば科学哲学のなかで還元主義として知られているものとは似ても似つかないものである。これは単純化したり，効率化することとは何の関係もなく，ある領域を別の領域へと還元してみせることで，その領域を説明するというものではない。むしろ「'還元' という用語の文字通りの意味のなかに真意がある。つまり，いろいろな事柄によって曖昧になったり，隠されたり，覆われてしまっている根源やもともとの姿に戻るということである」(Zaner, 1975, p. 126)。

　現象学的還元は，存在すると当たり前に信じられているものや，自然的意識による定立を決して否定することはなく，むしろ深く検証しようとすることを"保留する"または"一時中断する"という，慎重な行為である。したがって，還元とはシステマティックな取り組みであり，経験されたことだけではなく(事態)，どのように経験されるか(様態)を考察することで，自然的態度に焦点が当てられる。

　現象学的還元の方法には，6段階の手順がある。

1. 経験は，括弧に入れられ／保留され／現れているものとみなされる(人はできる限り自分の知覚と判断を一時中断する。それと同時に，自分自身の内的なプロセスに注意を払うのであるが，このプロセスのなかで，自分の自己をとらえようとする。もっている前提を無にすることによって，真の意味で存在し，他の人が表現したことや報告された経験から深い意味を"聴き取る")。
2. 経験された現象を心のなかでさまざまに描き，現象にある不変の特徴をつかむ。つまり，経験が必然的にもっている構造や，現象の本質を考察する。
3. 研究者が，経験／現象がもっている深い意味を探ろうする作業に浸りきると，経験は研究者に鏡のように映し出される。
4. このようにして，研究者は解釈をなす一部となり，創造的な研究の形を作り出す。つまり，想像的・芸術的・触発的・比喩的・詩的な洞察が現れる。この洞察によって元のデータが超越されるこ

とがよくあり，新しい理解や意味を提供して現象の本質がとらえられる。
5. データや現象と研究者とが，このように主体同士として関り合うことによって，表出的／解釈的探究が行われ，"知ること"（間主観的確認可能性）についての新しい洞察／本質が見い出される。研究者は問題となっている人間の経験／現象を通じて存在論的・認識論的な真正さを探究する。
6. そして結果的に，経験をとらえる真正の言葉が見い出される。その言葉は，比喩的・詩的・芸術的な表現を取ることがある。

超越論的現象学：真実としての詩的表現[原書注]

研究における真実とは何か。Gadamer は『真理と方法』(1991)のなかで，人間科学に関する方法論上の決まりごとがもつ難点を明らかにしている。彼は，真実への道を手に入れるにあたって，方法を独断的に適用することよりも，アートや詩という方法に魅力を感じている。

Parker Palmer (1987) は，私たちは知の形に合わせて魂の形を作り上げてしまうので，注意深く知識や真実を構築しなくてはならないことに注意を促している。方法についてのヒューマンケアリングのサイエンスの文脈では，真実というものを見つけるには，関与し，解釈し，深い意味を探究しなくてならないだろうということが，明らかにされている。

最近，テレビで政策に関するパネルディスカッションを見て愕然とした。「ここに事実があります。したがって真実があるのです」と言っていたのである。事実だけによって，真実に至ることができるとは限らない。看護師の主な役割というのは，患者・家族・最愛の人が経験していることについて彼らがつかんでいる意味と，医学的-科学的・技術的な事実とを絶えずつなげることである。Polanyi (1962) は，事実は，真正

原書注：この部分は Watson (1994, pp. 3-17) による。

であることを確認するプロセスを経て，初めて'科学的'であることが示される，という考えを提示している。私たちは，生命の危機や生活の変化にさらされている他者をケアリングする人間である。それゆえに，価値観をつくり上げ，意味を考えるプロセスを通して，言葉をもって私たちの真実はともに創造されるのである。ここには大文字のTのつく唯一無二の真実(Truth)はなく，経験する人や知覚する人によって異なる複数の真実(truth)がある。

　Gadmer(1991)は，言語に導かれて，存在論は現在，解釈学の方向へ移ってきていると説明している。つまり，言葉には意味と真正の解釈がある。私たちの世界という枠のなかで，私たち自身という枠のなかで，意味を定式化して，何らかの意味での真実を把握するということは，人間がもつ特質である。それゆえに真実をとらえそこなったり，知りそこなうことは避けがたいといえる。

　真正の経験や本質をとらえるという考えは，逐語的な表現を意味しているというわけではない。絶対的で明確で，文化による相違を超えたものを意味するのではなく，より実際的で最も深い理解を表している。その理解とは，間主観的に合意され，所与の状況で，存在論的‒認識論的に一貫しており一致している，ということの上に成り立ち用いられるものである。間主観性は，他者が，経験されたものとして，報告されたものとして，現象を自律的に記述し，次にそれによってわかったことを比較検討することから成り立っている。また，間主観性は，主体の間にずれがないこと，つまり現象をとらえる上で真正であることを意味している。つまり，他者が内的・経験的・主観的に正しいと認めた知見と，本人が認めた知見が矛盾していない。このようにして，外部の者による客観的な正統性の確認とは対照的に，本人と他者との知見の間に"間主観的確認可能性"が存在する。こうした結論が詩的表現をとることはよくある。実際，詩的表現そのものである。Levin(1983, in Watson, 1994, p.14)は以下のように表現している。

第10章 方法論：再考

....

　現象学的な話法では，経験を実存的に真正の言葉で表現することにある最も深い超越論的真実は，詩の言葉がもつ，感覚的な響き合い・情動的な広がり・自然の開放性を伴って，はっきりと伝えられる。Heideggerは，経験がそれ自体で語り出すような，真正性を創造するよう勧めている。その過程のなかで，経験が加わることによって研究者は変化し，両者の相互関係を引き出すような，心を動かす経験に素直に反応する。

....

　人間の現象は，トランスパーソナルケアリング-ヒーリングと関連しており，大いなる美しさ・情熱・思いやり・楽しさなどと並んで，悲しみ・苦悩・喪失感・変化とも関連している。こうした現象がもつ真実や深い意味を，冷たく・無情で・よそよそしく・独善的な言葉や声の調子が表現することができるだろうか(Watson, 1994)。愛情あふれる親切さ・優しさ・気づかい・思いやり・許しを欠いた言葉や言語は，調和や真実性にも欠けているのである。

　要約すれば，現象学的方法は，そのさまざまなありようにおいても，発展の過程においても，人間の真正の経験や，人間にまつわる現象の言語化を，研究方法のなかに取り込もうとしている。こうした視座は，ヒューマンケアリングのサイエンスの方法における，ポストモダンの最新の転換点を表している。創造的な研究方法として，比喩・詩・美術・音楽・ドラマ・パフォーマンスその他，さまざまな形のものが生まれ，発展している。こうした方法を用いながら，事実や数といったものから，意味・物語・つながり・理解・真正の経験へと焦点が移っている。人間の深淵な表現という現象についての，新しい知識／理解と言語がこのように現れてくる。研究者はその現象にともに参加している。最後に，ヒューマンケアリングのサイエンスの文脈のなかで，この探究された方法がさらに深みを増し，展開し続けている時，私たちは，ヒューマ

ンとなった者，またはなりつつある者と，改めてつながりあうのである。つまり私たちは，私たち自身を，そしてアートとしてサイエンスとしての看護学という専門分野をともに創造する者なのである。人道主義者として，また科学研究者として存在することができる古くて新しい居場所を探し出したいものである。

●引用文献

Alexandersson, C. (1981). Amedeo Giorgi's empirical phenomenology (publication no. 3). Swedish Council for Research in Humanities and Social Sciences, Department of Education, University of Goteborg, Sweden.

Chinn, P. L., & Watson, J. (Eds.). (1994). *Art and aesthetics in nursing*. New York: National League for Nursing.

Gadamer, H. G. (1991). Truth and method (2nd rev. ed.). New York: Crossroad Publishing.

Giorgi, A. (1970). *Psychology as a human science: A phenomenologically based approach*. New York: Harper & Row.

Giorgi, A. (1975). An application of phenomenological method in psychology. In A. Giorgi, C. Fisher, & E. Murray (Eds.), *Duquesne studies in phenomenological psychology* (vol. 2, pp. 82-104). Pittsburgh, PA: Duquesne University Press.

Heidegger, M. (1962). *Being and time*. New York: Harper & Row.

Husserl, E. (1977). *Phenomenological psychology* (pp. 20-45). The Hague, Netherlands: Martinus Nijhoff.

Levin, D. (1983). The poetic function in phenomenological discourse. In W. McBride & C. Schrag (Eds.), *Phenomenology in a pluralistic context*. Albany, NY: State University of New York Press.

Marton, F. (1981). Phenomenography—Describing conceptions of the world around us. *Instructional Science, 10*, 177-200.

Merleau-Ponty, M. (1964). *The primacy of perception*. Evanston, IL: Northwestern University Press.

Palmer, P. (1987). Community, conflict and ways of knowing. *Magazine of Higher Education, 19*, 20-25.

Polanyi, M. (1962). *Personal knowledge*. New York: Harper & Row.

Watson, J. (1987). Nursing on the caring edge. Metaphorical vignettes. *Advances in Nursing Science, 10*(1), 10-18.

Watson, J. (1994). Poeticizing as truth through language. In P. Chinn & J. Watson (Eds.), *Art and aesthetics in nursing* (pp. 3-17). New York: National League for Nursing.

Zaner, R. (1975). On the sense of method of phenomenology. In E. Pivcevic (Ed.), *Phenomenology and philosophical understanding* (pp. 125-140). London: Cambridge University Press.

●参考文献

Alexandersson, C. (1981). Amedeo Giorgi's empirical phenomenology. (publication no. 3). Swedish Council for Research in Humanities and Social Sciences, Department of

Education, University of Goteborg, Sweden.
Barret, W. (1962). *Irrational man.* New York: Doubleday.
Betteridge, H. T. (Ed.). (1958). *The new Cassell's German dictionary.* New York: Funk and Wagnals.
Binswanger, L. (1958). Insanity as life-historical phenomenon and as mental disease: The case of Ilse. In R. May, E. Angel, & H. I. Ellenberger (Eds.), *Existence.* New York: Basic Books.
Boss, M. (1963). *Psychoanalysis and daseinsanalysis.* New York: Basic Books.
Buber, M. (1958). *I and Thou* (2nd ed.). New York: Scribners.
Capra, F. (1982). *The turning point.* New York: Simon & Schuster.
Davis, A. J. (1978). The phenomenological approach in nursing research. In N. Chaska (Ed.), *The nursing profession: Views through the mist.* New York: McGraw-Hill.
Dennis, N. (1982). Personal communication and health seminar, Western Australian Institute of Technology, Australia.
Frankl, V. E. (1963). *Man's search for meaning.* New York: Washington Square Press.
Frye, N. (1964). *The educated imagination.* Bloomington, IN: Indiana University Press.
Giorgi, A. (1975). An application of phenomenological method in psychology. In A. Giorgi, C. Fisher, & E. Murray (Eds.), *Duquesne Studies in Phenomenological Psychology* (vol. 2). Pittsburgh, PA: Duquesne University Press.
Giorgi, A. (1970). *Psychology as a human science: A phenomenologically based approach.* New York: Harper & Row.
Hall, C. S., & Lindzey, F. (1978). *Theories of Personality* (3rd ed.). New York: Wiley.
Heelan, P. (1977). Hermeneutics of experimental science in the context of life-world. In D. Ihde, & R. Zaner (Eds.), *Interdisciplinary Phenomenology.* The Hague, Netherlands: Martinus Nijhoff.
Heidegger, M. (1962). *Being and time.* New York: Harper & Row.
Heidegger, M. (Ed.). (1975). The anaximander fragment. *Early Greek Thinking.* New York: Harper & Row.
Heidegger, M. (Ed.). (1975). The nature of language. *On The Way to Language.* New York: Harper & Row.
Heidegger, M. (1975). *Poetry, language and thought.* New York: Harper & Row.
Hora, T. (1961). Transcendence and healing. *Journal of Existential Psychiatry, 1,* 501.
Husserl, E. (1970). *The crisis of European sciences and transcendental phenomenology.* Evanston, IL: Northwestern University Press.
Husserl, E. (1977). *Phenomenological psychology.* The Hague, Netherlands: Martinus Nijhoff.
Ihde, D. (1983). *Existential Technics.* Albany, NY: State University of New York Press.
Ihde, D., & Zaney, R. (Eds.). (1977). *Interdisciplinary phenomenology.* The Hague, Netherlands: Martinus Nijhoff.
Johnson, R. E. (1975). *In quest of a new psychology.* New York: Human Sciences Press.
Koch, S. (1964). Psychology and emerging concepts of science as unitary. In T. Wann (Ed.), *Behaviorism and Phenomenology: Contrasting Basis for Modern Psychology.* Chicago: University of Chicago Press.
Kohler, W. (1947). *Gestalt psychology: An introduction to new concepts in psychology.* New York: Liveright.
Levin, D. (1983). The poetic function in phenomenological discourse. In W. McBride & C. Schrag (Eds.), *Phenomenology in a Pluralistic Context.* Albany, NY: State University

of New York Press.
Lewin, K. (1935). *A dynamic theory of personality*. New York: McGraw-Hill.
Marton, F. (1981). Phenomenography—Describing conceptions of the world around us. *Instructional Science, 10*, 177-200.
Maslow, A. H. (1968). *Toward a psychology of being* (2nd ed.). Princeton, NJ: Van Nostrand.
McBride, W. L., & Schrag, C. O. (Eds.). (1983). *Phenomenology in a pluralistic context*. Albany, NY: State University of New York Press.
Merleau-Ponty, M. (1962). *Phenomenology of perception*. London: Routledge & Kegan.
Merleau-Ponty, M. (1964). *The primacy of perception*. Evanston, IL: Northwestern University Press.
Mohanty, J. N. (1983). The destiny of transcendental philosophy. In W. L. McBride & C. O. Schrag (Eds.), *Phenomenology in a Pluralistic Context*. Albany, NY: State University of New York Press.
Munhall, P. L. (1982). Nursing philosophy and nursing research: In apposition or opposition? *Nursing Research, 31*, 176, 177, 181.
Oiler, C. (1982). The phenomenological approach in nursing research. *Nursing Research, 31*, 178-181.
Omery, A. (1982). Phenomenology: A method for nursing research. *Advances in Nursing Science, 5* (2), 49-63.
Pivcevic, E. (Ed.). (1975). *Phenomenology and philosophical understanding*. London: Cambridge University Press.
Psathas, G. (1977). Ethnomethodology as a phenomenological approach in the social sciences. In D. Ihde, & R. Zaner (Eds.), *Interdisciplinary Phenomenology*. The Hague, Netherlands: Martinus-Nijhoff.
Psathas, G. (1973). *Phenomenological sociology: Issues and applications*. New York: Wiley.
Sartre, J. (1956). *Being and Nothingness*. New York: Philosophical Library.
Spiegelberg, H. (1970). On some human uses of phenomenology. In F. J. Smith (Ed.), *Phenomenology in Perspective*. The Hague, Netherlands: Martinus Nijhoff.
Spiegelberg, H. (1965). *The Phenomenological Movement* (vol. 2). The Hague, Netherlands: Martinus Nijhoff.
Straus, E. (1966). *Phenomenological Psychology*. New York: Basic Books.
Tillich, P. (1952). *The courage to be*. New Haven, CT: Yale University Press.
Tolstoy, L. (1968). *The wisdom of Tolstoy*. New York: Philosophical Library. (Translated by Huntington Smith as an abridgement of Tolstoy, L. [1889]. *My Religion*. London: Walter Scott.)
Valle, R. S., & King, M. (Eds.). (1978). *Existential phenomenological alternatives for psychology*. New York: Oxford University Press.
Van Kaam, A. (1966). *Existential foundations of psychology* (vol. 3). Pittsburgh, PA: Duquesne University Press.
Van Kaam, A. (1959). Phenomenological analysis: Exemplified by a study of the experience of being really understood. *Individual Psychology, 15*, 66-72.
Vaught, C. G. (1983). *The quest for wholeness*. Albany, NY: State University of New York Press.
Watson, J. (1979). *Nursing: The philosophy and science of caring*. Boston: Little, Brown.
Watson, J. (1981). Professional identity crisis—Is nursing finally growing up? *American Journal of Nursing, 2*, 1488-1490.

Watson, J. (1976). Supporting materials for and introduction to the new undergraduate curriculum. Unpublished. University of Colorado School of Nursing.

Yalom, J. D. (1975). *The theory and practice of group psychotherapy* (2nd ed.). New York: Basic Books.

Zaner, R. (1975). On the sense of method in phenomenology. In E. Pivcevic (Ed.), *Phenomenology and Philosophical Understanding*. London: Cambridge University Press.

Zubek, J. P. (Ed.). (1969). *Sensory deprivation*. New York: Appleton-Century-Crofts.

第 11 章
超越論的ないし深遠な現象学と詩的な成果―その例

　経験主義的現象学をさらに展開したものとして，超越論的ないし深遠な現象学といわれる方法がある[原書注]。ここでは，経験主義的現象学を現象学の超越論的-詩的な表現にまで広げて，詳しく説明する。最後に超越論的な詩を抜粋して本章を閉じるが，これは経験主義的アプローチと同じ経験をとらえているのであるが，全く異なる種類の言葉で表現するものである。

　現象学では，単なる記述の方法ではなく，経験に基づくエビデンスとダイナミクスを解釈するために言葉を詩的に組み立てる，という立場をとっている(Levin, 1983a)。超越論的現象学という考え方は，「かつてのルネサンスに呼応し，私たちが人間主義の夢と名づけるものを力強く守り支えてくれる」と言われてきた(Levin 1983b, p. 217)。

　現象学における人間主義がもつ力によって，経験主義的方法論は自己を意識し，自己理解する方法になりえる。そして，その方法は，「私たちを満足させるだけでなく，人間性が真に充実した状態であるウェルビーイングへと私たちを導く」(Levin, 1983b, p. 217)。超越論的現象学

原書注：この部分はDavid Levin(1983)の著作から引用。

は，経験の「深み」と，私たちの本質への「開かれた状態」，私たちの「存在の可能性」に関心をもっている。超越論的現象学は，深み・開かれた状態・人間主義に忠実であるがゆえに，経験の内奥に下りて行かなくてはならず，超越論的現象学が「掘り下げているプロセスや，開かれていくプロセスを大切にし，方法論に導かれて，自己を超越しようとする絶えざる動きを促がしている」場合に，まさしく〈事実や純粋記述〉を超越するのである(Levin, 1983c, p. 218)。

　Husserlは，超越論的方法によって，経験に潜んでいる深い領域に近づくことができると認識していた。その領域は，それ自身の秩序に織り込まれた原則に基づいて機能し，客観的-事実的な思考として作り直されるものではなく，深く豊かな経験のプロセスを，経験自体から発した超越した形として考えたのである(Levin, 1983c, d)。

　この意味での超越論的な観念では，「人間の経験の内に含まれた宝庫が，無限に深く，開かれている」ことが理解されている(Levin, 1983d, p. 218)。Merleau-Pontyによれば，超越論的方法は，自律的な超越論的主体性を打ち立てる手段ではなく，「個々の生が，それ自体について内省し始める時点における，内省の絶え間ない端緒」(Merleau-Ponty, 1962, p. 62)を開くことを示すものである。

　したがって「超越論的ないし深遠な現象学」は，経験のもつ真実を実存にもたらす行為であるという点で，アートやサイエンスと密接に関連している。このように，超越論的現象学は，人間科学とアートとして看護学を研究し発展させ，トランスパーソナルケアリングとしてのヒューマンケアのプロセスを探究していくために使われる方法論として，ほぼ完全であるといえる。

　本書では，従来の量的方法が，看護が取り組む主題や，人間科学でもありアートでもある看護に関わる前提に，なぜ・どのようにそぐわないかを機会あるごとに例を挙げて説明してきた。この最終章では，その立場をさらに一歩進めてみよう。科学や人間，看護学についての私の見方や私自身の哲学に基づいていうならば，Husserl本来の立場に立つ現象

学の理念，つまり**厳密な科学としての現象学**という理念や**純粋記述**を方法とするパラダイムを捨て去る必要もある。Merleau-Ponty(1962)やLevin(1983)，その他によれば，現象学を純粋記述とみなすことは，現象学を時代遅れの合理主義と論理実証主義のパラダイムに置くことである。そうではなく，経験の内奥にある生に関わる創造的な次元に忠実なアプローチの内に，現象学は置かれなくてはならない。このアプローチによって経験の事実や純粋記述を超えて，感じられたままに，生きられたままに，経験を効果的に表現できるのは"詩的な"表現である。このようなものとして，超越的現象学には詩的あいまいさや感覚の響き合い，経験主義的なアプローチという特徴も入っているが，私たちの経験を集中的に検討し，それを表現できるものとしての記述，という考えも入っている。

先に触れた，Giorgi(1975)，Alexandersson(1981)，Marton(1981)が用いた方法論的分析と手順は，従来は見られなかった斬新なものに見えるかもしれないが，実は経験についてのこれまでの正統的な現象学的アプローチの例である。しかし，Merleau-PontyやLevin，その他の考えでは，現象学のアプローチを採る者は，表面的な現象学を乗り越えて，記述を経験の深みや開かれた部分と結びつけることができる。こうしたアプローチによって，経験についての内省，つまり意味が現れてくるプロセス，洞察が取り入れられ，経験を実際に表現する際には，言語を使用し，内省するプロセスにある動的な動きが慮られるのである。その成果が詩という形になる，ないしはその形をとりうる。そして，サイエンスとアートは統合される。

研究者は，経験の深みや開かれた部分に触れる，人間存在の別の次元に通じるために，経験の記述を超越したり，掘り下げることを考えるので，自分自身であることや，自分自身に忠実であることができる。しかし，こうしたことが起こりうるので，自分が事実や純粋記述以上のものに触れていることがわかり，認知的・知的な方法で知り得る以上の，自分の「存在」に触れることができるのである。

こうした超越が起きる時はいつも，現象学的に経験を記述しても，経験そのものにぴったりと合うことは決してない。つまり意味のなかにとらえどころのなさや曖昧さが残るのである。しかし，現れた超越論的なデータによって，研究者は自己に忠実になることができるし，そのプロセスが開かれた状態であることがわかる可能性が生まれるのである。自己に忠実であるために，また現象学をとらえている人間主義の深淵に忠実であるためには，そのプロセスにある開かれた状態のことを理解しなくてはならないし，その開かれた状態と「真に調和して，そこに留まらなくてはならない。それというのも，存在に対して開かれている状態こそが，私たちの根本的な本質の中心，核心だからである」(Levin, 1983e)。

さらに Levin (1983e) からの引用を続けよう。「それでは，(現象学の) 超越論的方法になんらかの真実があるとすれば，超越論的なものというのは，単に，経験の事実性を理解するための方法にとどまらないということである。これはまた，経験が本来もっている創造的で，開かれたありようを楽しみ，よいものとして認める方法でなくてはならない。それというのも，こうしたありようをよいものと認めることが，経験を真に知り，その知識を本物にするための必要条件だからである」。

したがって，現象学が，看護やヒューマンケアのプロセスに関わる人間科学やアートに忠実であろうとするならば，習慣的に組み立てられ，標準化された，ありきたりの経験の表面下にあるものを見抜かなくてはならない。ここで問題としているのは，経験を現象学的にとらえて提示することである。言語を用いる場合は，言語は私たちの経験とありきたりの関わり方をするのではなく，超越的な関わり方をしなくてはならない。超越論的現象学のプロセスのなかで，経験にある真正さを高める言語と関わりをもつことになる。さらに，経験に忠実に誠実に語ること，経験を内奥の部分で真正に表現することは，経験を言語へと変換するプロセスに触れ，それを開く言語活動である (Levin, 1983e)。

Levin によれば，「真正な言語活動は，経験についての内省に含まれ

る成長の可能性に超越論的に関わっている」。ここにある相違は，言葉の意味がもっている文脈の相違の問題ではなく，言葉が経験のプロセスと関わる方法の問題である。超越論的に還元することによって，私たちの言葉の意味が変わるわけではない。そうではなく，どのように私たちの言葉が経験と関わるのかという様態が変化するのである(Levin, 1983e)。例えば，あるアボリジニは土地を所有しておらず，土地が彼を所有している。ここでは，土地と人との関係がまったく違っている。したがって，現象学でとらえた人間の経験と，それについての表現の双方がもっている超越論的性質を把握するなかで，経験が表現されている方法は，経験の内容・事実・純粋記述と少なくとも同程度に重要であることを確認する必要がある。

　温かみや思いやり，心地よい感情を欠いている言葉では，思いやりや込み入った複雑さを望んでも，感情や感受性を磨きたいと願っても，その想いを伝えることはできない(Levin, 1983f)。

　現象学が経験の人間主義的な部分に忠実である場合，経験を記述するために使われる言葉は，日常的な経験の表面にある事実を突き破り，その下にあるものを見抜かなくてはならない。それによって私たちは新しいものを見ることができ，力強い真実の力に向き合い，突き動かされて，深奥にある性向や，存在論的な意義を認識することができるのである(Levin, 1983e)(…人が長らく表現したいと願っていた感情の放出ができるようになる)。

　Heidegger(1975a)の考えでは，研究の成果は詩の形(Dichtung)[訳注]で表現され，それは，経験主義的現象学者がまさに使命とするものである。Levinは「詩作が必要である」というが，それは，超越論的で深遠な現象学が，人間の経験の深層を重点的に取り上げ，それについて内省するとしたら，詩以外の形をとることはあり得ないからである(Levin, 1983f)。この際，経験に忠実に言い表わすことで生まれてくる素晴らし

訳注：Dichtungはドイツ語で「詩」を意味する。

く心地よい感情を表現し，伝える，すなわち形を与えるということが，最初に起きる。続いて，この忠実さ（真実のなかにいるということ）のおかげで，広い空間が目の前に開かれるのである。詩作は，我々の存在の可能性に向き合い，それを示し，比喩と同じように，私たちを前進させる。

　Levinの言葉を続けよう（Levin, 1983g, p. 229）。

　経験についての表現は，①真に感じられた経験に根ざし，②自己表現という活動を感じつつ，その経験から現れ，③表現が完成された段階でさえも，その経験が本来もっている自発的な力との触れ合いを保つ。経験についてのどのような表現も，少なくとも詩になる（詩のように見える）傾向にある。

　Levinはさらに続けて，「したがって，現象学的な話法では，経験を実存的に真正の言葉で表現することにある，超越論的な深い真実は，詩の言葉がもつ，感覚の響き合い・情動的な広がり・基本的な開放性を伴って，はっきりと伝えられる」と，結論づけている。

　Heidegger（1971）は，実際に経験を言語で体験することの意義，経験が自ら語り出すようにすることの意義に触れている。そして，私たちはそのプロセスに参与することによって自ら変化することが望ましいとした（Heidegger, 1975b）。さらに，詩的な表現は，私たちの心に触れ，感動を呼び起こし，心を開き，運ぶ力がある。このように詩がもっている特質は経験の意味づけに関連し，その意味，つまり感じられた感覚を掘り下げる。その結果，経験の真実と深みが記述され，保存され，開かれた状態はさらに広がりを増す。

　実際のところ，現象学者が，心の奥底を揺り動かすような人間の経験の深みに忠実であろうとすると，自然に詩による表現へと向かうことが

多い。Levin は，超越論的現象学で，記述が詩の表現をとることで，経験を心に描くことができ，想像を働かせて投影させる役割が果たせるのではないかと提案している。このようなものとして詩作を行うことを通して，実際に想像力は，私たちを(私たちがすでに生きている)存在のありようへと近づけ，経験のもっている開かれた超越論的な領野深くへと運ぶのである。

　純粋記述を超えた深いレベルの現象学について検討し，詩の言葉を通して感じとり，表現される通りの超越論的な経験に向かおうとするなら，真理と事実の「合致」を見い出そうとする真理の対応理論を捨て，未知のこと，隠されていたことを発見する「アレーテーア(aletheia)[訳注]の理論」を採らなくてはならない(Marton, 1981)。また，単に事実や数字に合致しているにすぎない，"事実的""数量的"な真実だけでなく，"記述的"真実という考えも捨てなくてはならない。看護とヒューマンケアに関する人間科学とアートは個人を超えており，感情・経験の深み・超越論的なプロセスを統合して，詩の表現へと至る。こうして私たちは経験の真正な表現に心を動かし，成長への可能性と人間主義を保ちながら，開かれている状態を維持することができる。最後に，超越論的現象学によって，以下のことを再認識する。看護師は実践を行っている場合でも，研究を行っている場合でも，まずもって人間存在であり，その瞬間その瞬間を超越することができ，感じられたままの経験に入りこむことができる。その時，その経験から，自己を表現したいという欲求をもつ自分が現れてくるが，一方で，その経験が本来もっている自発的な力との触れ合いを保つこともできる。

超越論的現象学と詩の表現の例

　超越論的現象学をよく理解するための方法として，西オーストラリアであるアボリジニを現象学的に研究した直後に私が書きあげた詩を抜粋

訳注：アレーテーア(aletheia)は，ギリシャ哲学における「真理」あるいは「真実」。

して，本書を閉じたい。

　偶然のことではあるが，私にとって詩を書くこと自体が超越論的経験であった。アボリジニの調査団と，西オーストラリアのカルガリーに住む友人たちと別れて，私は海岸にあるパースの街の「文明」へと，夜行列車に乗って帰ってきた。夜行列車に揺られながら，自分の感情を表出したい，私の経験のゲシュタルトをとらえたい，アボリジニの喪失-ケアリング経験のゲシュタルトをとらえたいという思いに圧倒された。夜行列車で生まれた詩的な表現には，経験の真実と人間にまつわる現象の意味がよくつかまえられていた。自分のフィールドノートやデータ，経験のすべてを振り返ってみると，詩のほうが，自分自身が入れこんで生まれた個人的な感情を取り払って記述した事実のデータよりも勝っていた。超越論的な記述は，真に感じられた経験に根ざしており，「今，ここで」を超越し，人間の経験の内奥でのプロセスを包括的に表現するに至っていた。

Dreamtime and Sharing the Tears with Wongi Tribe of Cundeelee

Jean Watson, Western Australia, May 1982

ドリームタイムとクンディーリーのウォンギの人々と一緒になって涙を流したこと[訳注]

ジーン・ワトソン　西オーストラリア，1982年5月

訳注：ドリームタイムとは，アボリジニ神話における「この世のあらゆるものが創造された時間」であり「魂の源」。アボリジニ言語では，Alcheringa または Alchera という。

第 11 章 超越論的ないし深遠な現象学と詩的な成果—その例

Dreamtime and Sharing the Tears
with Wongi Tribe of Cundeelee

Jean Watson, Western Australia, May 1982

An arch of eyebrows
that represents the bush
of the Bush Country he comes from,
has left and is now longing to return to.
With his sugar bag he is preparing
to return home
    to his people
before the end and after
    the reburial.
The "time out" of grief is
approaching two years or longer.
When he's ready he'll let
    his people know.
His dark skin, so dark
around his eyes
I have to look two or three times
to catch the shine of the brown eyes
    that know all,
        see all, yet are.
He speaks about visions, the Milky Way,
the black hole,
they told him in Dreamtime.

ドリームタイムとクンディーリーのウォンギの人々と
一緒になって涙を流したこと

ジーン・ワトソン　西オーストラリア，1982年5月

眉の形が
生まれ育ったブッシュの国を想わせるあの人は
そこを去ってしまったが，
今，戻ってきたいと望んでいる。
二度目の埋葬の儀式が終わってしまう前に
みんなの所へ，故郷へ
戻る支度をしている
砂糖の袋を手にもって。
2年もすれば，
悲しみの"ひと休み"がやってくる。
あの人は準備ができたら
故郷の人々に知らせるだろう。
あの人の黒い肌
目の周りはさらに黒い
茶色の目は智恵をたたえ，すべてを見通す。
その目の輝きをとらえるには
私は，二度，三度とのぞきこまなくてはならない。
あの人は語る
素晴らしい情景を，銀河を，ブラックホールを。
それは，ドリームタイムに伝えられたもの。

His people have known
　　for thousands of years.
The end will come when
the black hole is in the
Milky Way and the Emu
　　in the stars
makes a drumming noise.
The heavens will open at
　　the black hole.
You can see the religious awakening
happening all over the world.

There's that side of Bill
and then there's the power of the
　　Spirit
I felt in the dark
of Cundeelee Camp.
We floundered and wondered
how it would be to talk—
　　whether he would "see" and
I could be real with him.

And we spoke
　　and left it—
Spoke and
　　left it.
I wandered to be alone in the
　　dark of Cundeelee.
The steps outside

164

人々は
数千年の昔から知っている。
ブラックホールが
銀河を飲みこみ
星々の間で
エミューが太鼓の音を鳴らす時に
世界の終わりが来ることを。
ブラックホールで
天空は口を開く。
世界中で
聖なる覚醒，聖なる事象が現れる。

ビルのもう一つの貌があること，
精霊の漲る力があることを
クンディーリーを包む暗闇のなかで
私は感じる。
語るとはどのようなものか
ビルは"見る"のだろうか，
私はビルとともに存在できるか，
心を揺れ動かしながら，
思いめぐらせる。

そして私たちは言葉を交わし，
その元を去る
言葉を交わし，
その元を去る。
私はクンディーリーを包む闇の中を，
一人で歩き回った。
足を踏み出せば

the sister's compound.
The ashes of the coals
The fire of Mangrove Root
Chanting children
Singing of God
"If you're happy and you know it
clap your hands."
He stepped up to me
I felt it.
　　The warm flow of
his acceptance
his approval
his readiness
　　to be with me.
It came from my throat
　　and chest
and moved to him
　　with warmth
and enclosed me.
The words didn't matter.
　　I couldn't hear.
But we both knew it was
　　okay.
But others kept coming, talking
　　noises and words.
Time, Patience
The group gathering—
　　the Elders
　　red head bands

外にはシスターがいた。
石炭の灰
マングローブの根のたいまつ
子どもたちは
神を讃えて歌っている。
"神よ，あなたが幸せなら，
御手を叩いてください"
あの人が私に近づいてくる。
あの人が
私を受け入れ
認め
私とともにともにあろうとしてくれる
その温かな生気を
私は感じる。
それは私の胸の奥から
喉をついて出て
温かく
彼のもとへと移り
私を包みこむ。
言葉はどうでもよい。
私の耳は閉じていた。
けれども私たちは
大丈夫だとわかっていた。
しかし，人がやってきては
うるさく話している。
時が流れるままにじっと我慢する
人々が集まっている。
長老たち
赤いヘアバンドの人たち

第11章 超越論的ないし深遠な現象学と詩的な成果——その例

The eldest with cowboy hat.

The women and children
> naked and dressed.

The dingoes all gathered
> to fill the soul

with singing, and clapping
and telling their woes.
The sins, the drinking, the
> tearing their souls.

The visions, the hurts,
> the finding the Lord.

The arrows that pointed
> from the clouds above

and led them to Christ,
> the Son, the Lord,

and now they had come
> to spread the Word.

All questioning and listening
and singing their songs.
Bill came up and told me
so specially so "I want you
> to have some of my kangaroo tail."

I floundered, but nodded
I was pleased to accept, not
knowing what ritual presented
> itself.

168

最長老はカウボーイハットをかぶっている。

女性たち，子どもたち
着飾っている者もいれば
何もまとわぬ者もいる。
野犬たちもみな
魂を満たすために集まってきた。
歌い，足拍子をとり，
悲哀を伝えながら。
罪を感じ，飲み，
魂をかきむしる。
心に情景を描き，苦しみを感じ，
神を探し求める。
上空の雲間から
矢が放たれ，
神の御子なる救世主へと届き，
今や御言葉を広めんと
降臨したもう。

あらゆるものが問いを投げかけ，
歌を歌い，耳を傾ける。
ビルは私のほうにやってきて
特別にこのように言う。
"私のカンガルーの尾をお前に分け与えよう"
私は戸惑ったが，うなずき返す。
どのような儀式が行われるのか
わからないままに
喜んで受け入れた。

After watching Bill peel it
    of skin and fur, I reckoned
    I ate it, instead of observe.
So, little by little with proper
    bites,
I daintily abided his
    appetite.
Gourmet?, not really—but
    surely not bad.
To taste a little oily
    kangaroo tail.
But then came the photos
to catch it all live—cause
no one would believe me
back in American eyes.

Struggling and trying to
    find my way.
Do I look out to the
    people
    or hide in their ways?
Bill taught me that hiding the eyes
may be better for them
    to capture the wholeness
    without rude chagrin.
And then came the Elders.
The men of the tribe who
    asked for Bill's counsel
to help them decide what

ビルが皮と毛をむくのを見て，
私はわかった，
観察するのではなく，私は食べた。
そして，少しずつしっかりと
嚙んだ。
ビルの食の好みに
気持ちよく従った。
美食だった？　そんなことはない。
でも，それほど悪いものではなかった。
カンガルーの尾は
少し脂っぽい。
しかしこの時，カメラがやって来た。
このシーンをすべて収めようと。
というのは，米国人の目には，私の姿は
信じられないものだろうから。

自分がどうしたらいいのか
もがき，考えた。
彼らの方に視線を向けるのか，
あるいは
彼らのやり方に身を隠すのか。
ビルは私に教えてくれた。
「無念さをむき出しにしないで，
全体をつかまえるには，
目をそむけることが好都合なのさ」と。
やがて長老たちがやって来た。
部族の男たちは，
ビルに教えを請うた。

someone from Boulder could
   possibly do with people as
   remote as
Aborigines from Cundeelee.

He tried to express
   with his best Wongi tongue
"That lady's a Sister,
   a nurse;
   a bloke if you will
who seeketh the wisdom
   of you and me,
   The feelings of people from Cundeelee."

The caring and loss concepts
   of Aboriginal disgrace
so beautifully spelt, but so
   ineptly expressed.
Bill had the words, the signs and
the grace
to explain it all kindly
   to the full men without haste.
He used words of the
   Wongi
   that left me behind
but carried the men to
   Dreamtime Beyond.
His white head of wisdom,
   he knew beyond all—

米国のボルダーから
はるばるやって来た者には
クンディーリーのアボリジニは
どんな扱いをしたらいいのだろうか。

ビルはウォンギの最上の言葉で
気持ちを表そうとした。
"このご婦人はシスターで,
看護師さん
いわば仲間だ。
我らが叡智と
クンディーリーの心を求める
仲間だ"

アボリジニの素朴な
ケアリングと喪についての考えを
見事に言い表わしていたが
表現は不器用だった。
ビルにはふさわしい言葉も, しぐさも
品格もあり
そこにいたたくさんの男たちに
落ち着いてていねいに説明した。
ウォンギの言葉だったので
私にはわからなかったが
男たちを
はるかドリームタイムへと運んでいった。
世界が眼前でくり広げられた時
もつれ合った心と心を結びつける
土地から土地へと

> the right way to cross over
> the lands that bind—
> the hearts that twine
> when the worlds unfold.
> I found myself stumbling
> when they knew it all.

They said it like this.
It's a world behind in Dreamtime,
it's finished
> we're free
after proper "time out" to
> clear the head—
of headaches, the memories,
the sorrow and grief.
The Wongi for Caring
> means "sharing the tears"
But after the comfort,
which includes an embrace,
that only then tells us
> You care for our race.

We also want help
> to get to our nearest place
to find our relatives
to carry on the debate
And how to release
> the Community
> from the State
The State that denies them

渡り歩いていく正しい道を
叡智に満ちた白髪の頭は,
知っている。
彼らにすべてがわかった時,
言葉に詰まっている自分に気づいた。
こんなふうに言われている。
世界はすでにでき上がっていて
ドリームタイムに隠れている。
"ひと休み"をきちんととって,
頭をすっきりさせれば,
頭痛や記憶,
悔みや悲しみから
解放される。
ウォンギの言葉でケアリングとは
"涙を分かち合う"こと。
抱き合って,慰め合ったあと,
私たちに言われたのは
ただ一言,
「私たち民族のことを気づかってください」
という言葉だった。

私たちは手を差し伸べたい。
近くに寄って,
親戚のような仲間を探し出すこと
話し合いをすること
ムラは
どうしたら国家から解き放たれるか。
ムラの人たちが
悲しみを心に満たし,

the "time out" they need
　to fill up their sorrow
　pour out the grief

The greed of the Country,
　the business, the mines
That won't let the people
　wail as they need
When all they ask for
　is time out to grieve.

It's so deep, so painful
They say it all hurts
They must be alone to
　properly mourn
Even if it includes
　some self abuse
That white man can't conger
　so obtuse
Cause our fields are
　from Dreamtime
　that penetrates years
and guides all our people
　to bury their fears
　to trust one another
　and learn to obey
　to believe in our brothers
　in spite of their ways.
To wish for them goodness

嘆きを吐き出すのに必要な
"ひと休み"を
国家は認めない。

国，ビジネス，鉱山は貪欲で
ムラの人に必要なのに
声に出して嘆き悲しむことを
認めない。
ムラの人が求めているものは
嘆き悲しむためのひと休み。

内奥に達するひどい痛み
恐ろしく傷ついていると言う。
喪に服すには
一人にならなくてはいけない。
自分を責めさいなむことさえある。
白人ならばこのような重さに
耐えかねるだろう。
私たちは，
ドリームタイム以来のこの地で
何千年も暮してきた。
恐れを忘れ
人と人とを信頼のきずなで結び
それぞれのやり方は違っても
兄弟を信じ従うよう
導かれてきた。
記憶が薄れ
滅びゆくさまが見え隠れしようとも

even when they pray
regardless of memories
and haunting decay.

They sit and they hope
they sleep in the night
beyond all comprehension
    of white man's likes.

They watch in the heavens
for the Milky Way paths
    Emu noises and black holes
    That quake.
The earth, The water, The birds
    and The fowl,
The animals and trees
and certainly the tail of
    The lowliest Kangaroo
    that shivers and quails.
When all men are gone
    according to scale.
We knew it all through hundreds
    of stories. Dreamtime continues to wail.
The grief you say is only one tale

The forefather's Dreamtimes
    are mighty and powerful
    and all we entail.
The earth is our partner

祈る時には
よきことを願うように
導かれてきた。

白人には考えられないだろうが，
人々は座り，
希望を抱き，
夜には眠りにつく。

人々は天空を仰いで
銀河を
エミューのざわめきとブラックホールの震えを
眺めている。
大地，海，小鳥や
飼っている鳥たち
動物と植物
そして，
震え怯えているカンガルーのしっぽ。
男たちすべてが，
一人またひとりと姿を消すと，
何百という物語が聞こえてくる。
ドリームタイムは相変わらずすすり泣いている。
あなたが語る悲しみは，
そうした物語のうちの一つ。

父祖のドリームタイムは
並はずれて力強く，
私たちが求めているものすべて。
大地は私たちと相携え

our part of this life
It's sacred to feel
    and sinful to fail.

The Dreamtime shows us
    how never to err
When it comes to uncovering
    The rocks and the soil,
Because of the death and
    destruction that's left
    in the trail.
Instead of objects and gemstones
    and people with dreams
But only death and destruction
    Youla—I mean
Even the name change
    to Yolaria
    Can't change the time
    That's played for Mankind
    once the notes are produced.

So leave it alone, don't tamper
    with fate
The Uranium's a hate of
    the whole human race
Except the miners and sharers
    of great
The Dreamers of Visions
for money and fame;

うつし世における我が一部。
大地を感じとることは聖であり，
大地を裏切ることは罪である。

ドリームタイムは
岩や土が現れると
踏み跡に
死や破壊が印されているので
迷わないように
正しき道を指し示す。
物や宝石や
夢見る人々の代わりに
死と破壊だけがある。
私が言うのはユーラ[訳注]のこと
たとえ
ヨーラリアと名前を変えても
時間を変えることはできない。
記録が一度作られると
人類のための役割があるから。

だからそのままにしておいて
運命に手を加えないで。
鉱山師や富を山分けしようとする者以外にとって
ウランは
人類にとって憎むべきもの。
彼らは金と虚名を
夢見る者

訳注：アボリジニ神話に登場する老人。七人の娘を追い回し，娘たちは空に逃げて昴となった。

第 11 章　超越論的ないし深遠な現象学と詩的な成果―その例

>   for rights and lights and
>   claims are at stake.
>
> But listen to wisdom to time
>   and my stories of late
> That have been told by the
>   Dreamtime and hold us
>   awake
> If only we hear The children
>   and chants in the night
> The stars in the heavens
>   That show us what's right
> The soul's reawakening will
>   come in the night
> If you listen to Dreamtime
>   before all goes quiet.
>
> Wongi reminders will haunt
>   after all
> When Cundeelee mission
>   has nowhere to fall.

大事なのは
利権と照明と請求書。

だが，時の叡智に耳を傾けよ
今したばかりの私の話に耳を傾けよ
これはドリームタイムが語り
私たちを
目覚めさせる。
子孫の声，夜の歌声に耳をすませば，
天空の星は
正しき道を教える
魂は夜に再び覚醒する。
すべてが静まりかえる前に
ドリームタイムに耳を傾けるならば。

クンディーリーの使命が
潰えるようなことがなければ
つまるところ，ウォンギのメッセージが
絶えず立ち現れるだろう。

●引用文献

Alexandersson, C. (1981). Amedeo Giorgi's empirical phenomenology (publication no. 3). Swedish Council for Research in Humanities and Social Sciences, Department of Education, University of Goteborg, Goteborg, Sweden, *3*, 1-35.

Giorgi, A. (1975). An application of phenomenological method in pscholody. In A. Giorgi, C. Fisher, & E. Murray (Eds), *Duquesne studies in phenomenological psychology*, (vol. 2, pp. 82-84). Pittsburgh, PA: Dusquesne University Press.

Heidegger, M. (Ed.). (1971). The nature of language. *On the way to language* (p. 98). New York, NY: Harper & Row.

Heidegger, M. (1975a). *Poetry, language and thought* (p. 155). New York, NY: Harper & Row.

Heidegger, M. (Ed.). (1975b). The anaximander fragment. *Early Greek thinking* (p. 155). New York, NY: Harper & Row.

Levin, D. (1983a). The poetic function in phenomenological discourse. In W. McBride and C. Schrag (Eds.), *Phenomenology in a pluralistic context* (pp. 216-234). Albany, NY: State University of New York Press.

Levin, D. (1983b). The poetic function in phenomenological discourse. In W. McBride and C. Schrag (Eds.), *Phenomenology in a pluralistic context* (p. 217). Albany, NY: State University of New York Press.

Levin, D. (1983c). The poetic function in phenomenological discourse. In W. McBride and C. Schrag (Eds.), *Phenomenology in a pluralistic context* (p. 218). Albany, NY: State University of New York Press.

Levin, D. (1983d). The poetic function in phenomenological discourse. In W. McBride and C. Schrag (Eds.), *Phenomenology in a pluralistic context* (pp. 218-219). Albany, NY: State University of New York Press.

Levin, D. (1983e). The poetic function in phenomenological discourse. In W. McBride and C. Schrag (Eds.), *Phenomenology in a pluralistic context* (p. 221). Albany, NY: State University of New York Press.

Levin, D. (1983f). The poetic function in phenomenological discourse. In W. McBride and C. Schrag (Eds), *Phenomenology in a pluralistic context* (p. 228). Albany, NY: State University of New York Press.

Levin, D. (1983g). The poetic function in phenomenological discourse. In W. McBride and C. Schrag (Eds.), *Phenomenology in a pluralistic context* (p. 229). Albany, NY: State University of New York Press.

Marton, E. (1981). Phenomenology—Describing conceptions of the world around us. *Instructional Science, 10*, 177-200.

Merleau-Ponty, M. (1962). *Phenomenology of perception*. London, England: Routledge & Kegan.

索引

数字・欧文

10 のケア因子　63,131
21 世紀看護　25
caritas　105,118
Caritas 現象野　130
human science　28
Nightingale　23,**25**,69,118

あ行

アート，トランスパーソナルケアリングの　118
アートとサイエンス　25
愛　57,73,91
医学，従来の　16,31
医学的自然科学　19
医学のパラダイム　37
「生きられる世界」　81
意識　83,89,99
一体感　118,120
一致感　101
一般化　13
意味　91,104,112
　──の探求　9
　──を見い出すこと　96
癒し　112,113
因果関係という考え方　15
ウェルビーイング　153
宇宙的愛　27
宇宙的な根源　112
宇宙論的世界観　17
叡智　75
エコケアリング　17,48
エネルギーに満ちた現象野　91
エネルギーの解放　113
エネルギー場の概念，Rogers の　12,13
オールターナティブな看護学　19
オメガポイント　90,125

か行

外的世界　33
"介入"という言葉　132
概念，看護という　7
概念の定義　6,11
概念を表す座標軸　8,11,13
科学革命　35
科学観　139
科学における発見-探究　9
科学の再定義　16
隠された意味　10
過去　85,107
価値観　55,131
価値体系，ワトソンの　63
神　101
カリタス　105,118,130
カリタス看護　121
カリタスプロセス　63,131,133
感覚，高次の　89
関係性，職業的な　114
還元　40,144
還元主義的な前提　30
看護　58,**95**,**96**,116
　──という概念　7
　──という職業　47
　──と形而上学的な文脈　67
　──と東洋の思想　69
　──におけるケアリング　60

185

索引

—— におけるヒューマンケアリング　50,51
—— のあり方　26
—— の基盤　119
—— の研究方法　97
—— の構成要素　96
—— の社会に対する誓約　40
—— の条件　51
—— の焦点　48
—— の定義　68,95
—— の道徳的基礎　113
—— の道徳的な理念　70,96
—— のパラダイム　24,37
看護アプローチ，治療的　132
看護科学　14,37,97
看護学　1,**5**,14,16,**23**,29,49,**88**
——，アートとしての　154
——，専門領域としての　25
——，ヒューマンケアリングの科学としての　33
—— における知的混乱　10
—— の新しいモデル　48
—— の定義　97
—— の理論構築　85
—— を発展させるための方法論　139
看護ケア　89
看護研究　30
看護師　53,69,**95**,97,123
——，アートを使う者としての　49,119
—— が心掛けること　90
—— 個人　103
—— である自分　51
—— と患者　103,106,126
—— の能力　112
看護職の役割　56
看護理論，トランスパーソナルケアリングに関する　140

看護理論の形而上学的信念　96
患者　53,117,132
—— と看護師　126
—— の経験のなかに入りこむ　106
—— の状態　111
間主観性　106,147
間主観的確認可能性　146,147
間主観的なケアリング　107
感受性を得る　113
感情　83
—— の交流　61
"記述的"真実　159
奇跡　112
帰属の倫理　4,5,29
客体　91,106
具象-抽象　11
苦しみ　67
ケア因子／カリタスプロセス　133
ケアリング　7,51,**59**,62,88,**91**,**96**,104
——，看護における　60
——，理想的な　124
—— が行われる瞬間　133
—— に求められること　55
—— の科学　5,14
—— の科学の視座　29
—— の核心　130
—— の関係　15,70
—— の基盤　119
—— の前提　55
—— の専門職　58
—— の必要十分条件　56
—— の理念の保持が難しい状況　50
ケアリング経験のゲシュタルト　160
ケアリングしないこと（uncaring）　61

186

ケアリング-ヒーリング
　117, 121, 132
　——関係　53
経験　**91**, 98, **142**, 144, 156
　——の意味　104
　——の意味，健康-不健康に関する　117
　——のなかに入りこむ　106
経験重視の認識論　31
経験主義的現象学　153
経験的世界における意味　11
形而上学的な文脈　67
形而上学のアプローチ　71
形而上学の必要性　72
形而上学の役割　68
ゲシュタルト　18, 129
研究における真実　146
研究方法の選択　139
言語　156
健康（health）　30, 87
現在　107
現象学的アプローチ　141, 148
現象学的還元　144, 145
現象野　98, 101
合理主義的探究　37
心　90
個人　26, 81, 98
個人的に関わる　114
個性　121
固定-流動　7, 11
"根拠"に基づく実践　23

さ行

サイエンス，ヒューマンケアリングの　129
再生　112
死　87
時間　107
　——の共有　61

　——の超越　107
自己　84, 98
　——，高次の　82
　——全体で関わる　116
　——の概念，西洋科学における　70
　——を理解する方法　153
思考　83
志向性　9
視座，ワトソン理論の　135
「視座」の違い，看護師と患者の　115
事実　146, 159
自然主義的探究　37
事態　145
疾患　86, 87
実証-受容，科学における　9
実践的現実主義　12
実存的関心事　116
質的-現象学的　37
質的な研究方法　97
質的パラダイムの属性　38
質の基準　39
詩的表現　146, 153, 155
社会の病　71
従来の医学　31, 37
従来の科学　16, 37
主観的内的世界　33
主観的な感情　111
主観的な現実　101
主体-世界の関係　143
職業的な関係性　114
真実　139, 146
真正さ　140, 141
身体　81, 83, 90
　——のケア　95
真理　159
心理学　34
人類の運命　90

人類の高潔さ　85
ストレス　48
スピリチュアル　90
　── な一体感　118
　── な関心事　116
　── な存在　98
スピリット　82,**99**,111
　── とスピリットのつながり　106
生(ライフ)　84
誠実であること　122
生の聖なる循環　10
西洋文化　100
世界　100
世界観　24,30,130
絶対-相対の水平線　6,7
セッティング　39
全体，総和以上の統合された　27
全体としての人間　26,111
全体論(holism)　31
前提，人間的ではない　32
前提，看護科学の　37
前内省的　144
専門領域としての看護学　25
相互性　113,129
総和　27
属性，パラダイムの　38
尊厳　104
存在感　61
存在論的設計士　49

た行

対象化　40
正しい関係　101,102
魂　26,69,82,**83**,90,99,111
　── ，看護学の理論と　89
　── と自己の融合　125
　── のケア　95
知識のタイプ　39

治癒　85,87
抽象化，高次の　88
超越　83,**84**,90,156
　── ，時間の　107
超越論的現象学　146,153
調和している状態　87
調和-不調和　100
治療的看護アプローチ　132
つながり　111
適応の概念，Royの　12,13
哲学的概念的側面，人間科学／ケアリングの科学に関連する　30
伝統的科学とヒューマンケアリングの科学との相違点　19
道徳的基礎，看護の　113
道徳的義務　12
東洋文化　100
ともに参加する者　108
トランスパーソナル　96,114
　── な関係　114
　── な自己　83
トランスパーソナル看護　125
トランスパーソナルケアリング　105,111,112,140
　── のアート　118,124
　── の研究　139
　── の構成要素　108
　── の特徴　120
トランスパーソナルヒューマンケア　103
努力　101

な行

内省的　144
内的世界　33
内的不調和　113
二元論　18
人間　30,73,81
　── の意識　30

―― の主体性の回復　70,121
―― のスピリチュアルな側面　67
人間科学(human science)　28,29
―― としての看護学　5
人間性　50,111
人間的ではない前提　32
人間的な苦しみ　91
認識論，経験重視の　31
ノンケアリング　59

は行

バイオアクティブ　62
バイオジェニック　62
バイオスタティック　61
バイオセディック　61
バイオパッシブ　61
発見　9
パラダイム，看護の　24
パラドックス，看護学の　29
ヒーリング　117
　――，自己の　84
非人間化　91
ヒューマンケア　51,96
ヒューマンケアリング　5,10,17,
　40,**57**,**59**,61,69,103,129
　―― で経験すること　134
　―― と世界平和　124
　―― に関する理論　81
　―― の価値観　55,57
　―― のプロセス，看護における
　　50,85,133
ヒューマンケアリングの科学
　19,**28**,31,37,97,129
ヒューマンライフ　33,81,83
　―― の定義　84
不健康(illness)　**86**,87,102
不調和　86,101,**102**
文脈，ワトソン理論の　135
変化　30
方法，ワトソン理論の　136,140
方法論　39,139

ま・や・ら・わ行

見方(lens)　68
無限の宇宙　26
命題の定式　11
目標，看護学の　87
融合，自分の魂と自己の　125
ユニタリ(unitary)　4,103
用具　39
様態　145,157
ライフ(生)　84
理想　68
量的　37
理論構築　2,9,11
理論の定義　1,2
倫理的看護師　55
霊魂(geist)　83
ワトソン看護論の理論的視座　10
ワトソン理論の概観　129